我最喜爱的第一本百科全书

人体奥秘
一点通

周 周◎编著

 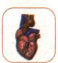

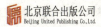
北京联合出版公司
Beijing United Publishing Co.,Ltd.

图书在版编目（CIP）数据

人体奥秘一点通 / 周周编著. -- 北京 ：北京联合
出版公司，2014.8（2022.1重印）
（我最喜爱的第一本百科全书）
ISBN 978-7-5502-3445-1

Ⅰ．①人… Ⅱ．①周… Ⅲ．①人体－少儿读物 Ⅳ.
①R32-49

中国版本图书馆CIP数据核字（2014）第190058号

人体奥秘一点通

编　著：周　周
选题策划：大地书苑
责任编辑：徐 秀 琴
封面设计：尚世视觉

北京联合出版公司出版
（北京市西城区德外大街83号楼9层　　100088）
北京一鑫印务有限责任公司印刷　新华书店经销
字数233千字　710毫米×1000毫米　1/16　14印张
2019 年 4 月第 1 版　2022年1月第 3 次印刷
ISBN 978-7-5502-3445-1
定价：59.80 元

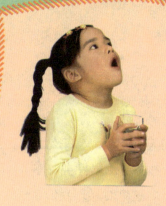

序言

给小朋友的话

　　小朋友，你每天背着沉甸甸的书包，做着数不清的作业，是不是有时候会觉得辛苦、疲惫呢？可能有时候你也会这样想：如果获得知识也能像玩耍那样快乐该有多好啊！

　　本套丛书正是为你所设计的。从一个个简单、有趣的故事中，从一幅幅漂亮、好玩的插图上，使你在学习时能拥有一个轻松、舒适的氛围，并从书中探知你从前所不知道的世界，获得更多有用的知识。

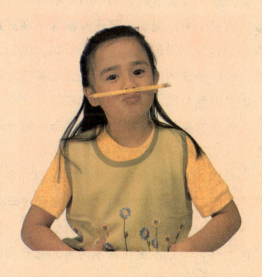

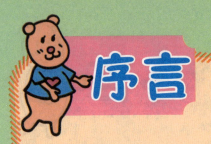

序言

给家长的话

　　您的孩子现在正处于少年儿童时期，他们天真活泼、富于幻想，有很强的好奇心和求知欲，对身边的新鲜事物总是想要探究一下，"为什么"也就成了他们挂在嘴边的言语之一。这个时候，我们家长千万不能不理睬、不回应他们的好奇心，也不要随便找一本《百科全书》就扔给他们。作为孩子的启蒙教育者，我们更应该精心挑选一些适合他们这个年龄段阅读的生动有趣的知识性图书，并且要积极地引导他们在阅读过程中多加思考。这样不仅能够使他们真正获得丰富有用的知识，而且还能够培养他们主动思考的好习惯，从而开阔孩子的视野，并有益于他们未来的人生道路。

　　如今这个时代，人们极力呼吁素质教育和能力教育。从孩子的成长过程来看，能力最初来源于知识的不断积累和对思维方式的创新与开发。从无数的例子中可以发现，孩子最初并不常对某些事情发表看法，最主要的原因是他们对这些事情一无所知。然而，一旦他们非常了解一件事情，即使是最内向的孩子，也会想要将自己获得的知识告诉别人，此时如果得到鼓励，他将会更加积极地探究、思考更多的事情。长此以往，孩子的头脑中关于思考、创新的部分将得到很大的锻炼和提高，最终一定有利于他们未来的人生道路。

　　为此，我们特意编写了这套蕴含着丰富知识的系列丛书，在兼具科学性和趣味性的同时，结合当今时代的特征和少年儿童的特点，将最新的科学、人文知识介绍给广大的小读者们。这不仅可以帮助他们认识世界、了解世界，而且也是对课本内容的补充和深化，有助于提高孩子们的综合素质和个人能力。

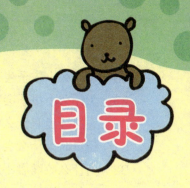

目录

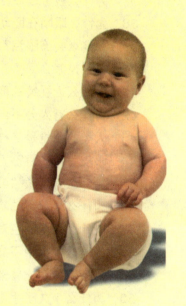

1　人体是左右对称的吗？ / 001

2　人体为什么会有气味？ / 003

3　人有尾巴吗？ / 005

4　吸入体内的空气到哪里去了？ / 007

5　人为什么要喝水？ / 009

6　为什么运动后越喝水越渴？ / 011

7　人为什么要吃盐？ / 013

8　少年白发是怎么回事？ / 015

9　为什么有的人是直发，有的人是卷发？ / 017

10　人为什么会掉头发？ / 019

11　头发生长需要经历哪些阶段？ / 021

12　人为什么会长头发？ / 023

13　人为什么要睡觉？ / 025

14　人为什么会出汗？ / 027

15　人为什么会长鼻毛？ / 029

16　感冒时鼻子为什么不通气？ / 031

17　为什么挖鼻孔不好？ / 033

18　为什么有的人耳朵会动？ / 035

19　人为什么要长两只耳朵？ / 037

20　为什么男人女人的声音不一样？ / 039

21　"十聋九哑"的说法有道理吗？ / 041

22　鼓膜有什么作用？ / 043

23　鼻子、耳朵为什么最怕冻？ / 045

24　为什么有些人会晕车？ / 047

25　为什么打呵欠？ / 049

26　人的血型是怎么回事？ / 051

27　碰伤的地方为什么会发青发紫？ / 053

28 为什么小孩子生下来时都爱哭？ / 055

29 为什么小孩子会掉牙？ / 057

30 人的牙齿有什么作用？ / 059

31 睡觉时为什么会磨牙？ / 061

32 为什么咬嘴唇不好？ / 063

33 为什么有的人有口臭？ / 065

34 眉毛为什么不能像头发一样长长？ / 067

35 人为什么会长睫毛？ / 069

36 眼泪为什么是咸的？ / 071

37 为什么疲劳过后眼圈就会发黑？ / 073

38 为什么眼睛在眨动时还能看见东西？ / 075

39 为什么会流眼泪？ / 077

40 近视是怎么回事？ / 079

41 为什么近视镜的度数应该及时调整？ / 081

42 为什么有人分不出红和绿？ / 083

43 人类的色觉是怎样产生的？ / 085

44 眼皮为什么跳？ / 087

45 为什么有人长"斗鸡眼"？ / 089

46 为什么眼睛不怕冷？ / 091

47 为什么多看绿色对眼睛有好处？ / 093

48 为什么剪指甲不痛？ / 095

49 手指为什么比其他部位敏感？ / 097

50 为什么坐久了手脚会发麻？ / 099

51 有人为什么会有灰指甲？ / 101

52 为什么拇指仅有两节？ / 103

53 为什么大多数人习惯用右手？ / 105

54 为什么有的人是左撇子？ / 107

55 人为什么会感到饱和饿？ / 109

56 睡觉前为什么不宜吃甜食？ / 111

57 早饭为什么要吃好？ / 113

58 为什么吃鱼头能使人聪明？ / 115

59 "红眼病"是怎么回事？ / 117

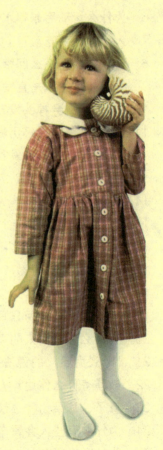

60　发烧的人为什么要多喝水？ / 119

61　骨头断了为什么会长好？ / 121

62　人受冻后，嘴唇为什么会发紫？ / 123

63　人的记忆能移植吗？ / 125

64　为什么人会长出痣？ / 127

65　为什么汗是咸的？ / 129

66　为什么人的听力到老就会变差？ / 131

67　为什么大多数人的右手比左手的力气大？ / 133

68　手指为什么比脚趾长？ / 135

69　手指甲和脚趾甲生长速度为什么不一样？ / 137

70　指纹告诉我们什么？ / 139

71　为什么自己胳肢自己不觉得痒？ / 141

72　为什么皮肤划破后血液会自动凝结？ / 143

73　久蹲站起为什么会头晕？ / 145

74　为什么人走路的时候手脚左右交错摆动？ / 147

75　为什么有些人多脚汗？ / 149

76　为什么说手是人的"病例卡" / 151

77　蒙头睡觉为什么不好？ / 153

78　为什么有的人打呼噜？ / 155

79　睡觉时为什么会流口水？ / 157

80　人为什么会脸红？ / 159

81　为什么有的人会尿床？ / 161

82　为什么有人会秃顶？ / 163

83　脑袋越大就越聪明吗？ / 165

84　人为什么会做梦？ / 167

85　为什么有时能清楚地记得自己的梦？ / 169

86　有的人为什么会梦游？ / 171

87　为什么看别人打哈欠，自己也会打哈欠？ / 173

88　睡觉姿势对人体有什么影响？ / 175

89　人为什么会失眠？ / 177

90　为什么睡觉会"落枕"？ / 179

91　人也冬眠吗？ / 181

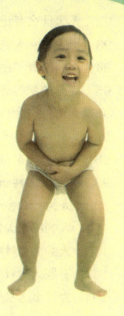

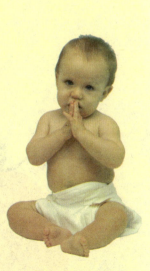

92　人为什么有记忆？ / 183

93　男人和女人的大脑有什么差异？ / 185

94　人脑中有"指南针"吗？ / 187

95　人脑的结构是怎样的？ / 189

96　人为什么会打嗝？ / 191

97　为什么会有不同肤色的人？ / 193

98　夏天为什么会长痱子？ / 195

99　为什么人能长高？ / 197

100　人为什么会有冷与热的感觉？ / 199

101　人的皮肤为什么会晒黑？ / 201

102　人身上为什么总是生"灰"？ / 203

103　有些人为什么易过敏？ / 205

104　为什么人会发笑？ / 207

105　人的七大营养要素是什么？ / 209

106　蛋白质对人体有什么作用？ / 211

107　吃饱了为什么想睡觉？ / 213

108　人体器官为什么可以移植？ / 215

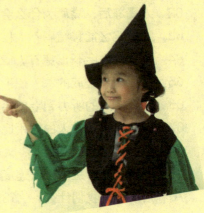

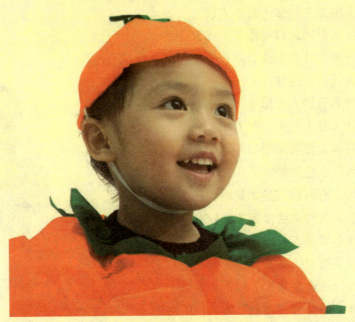

1 人体是左右对称的吗?

　　人的身体似乎是左右对称的，事实上，人体的左右两侧，并不是绝对对称的，但要精确测量才会发现。就拿左右手来说，它们的粗细长短是不一样的；人的眉毛也是一边高一边低；眼睛也往往是一只大一只小；左右两只胳膊和两条腿，粗细也是不一样的。经常用左侧胳膊或左腿的人，左腿和左胳膊总是比右边的粗；常用右侧的人，则右侧粗一些。

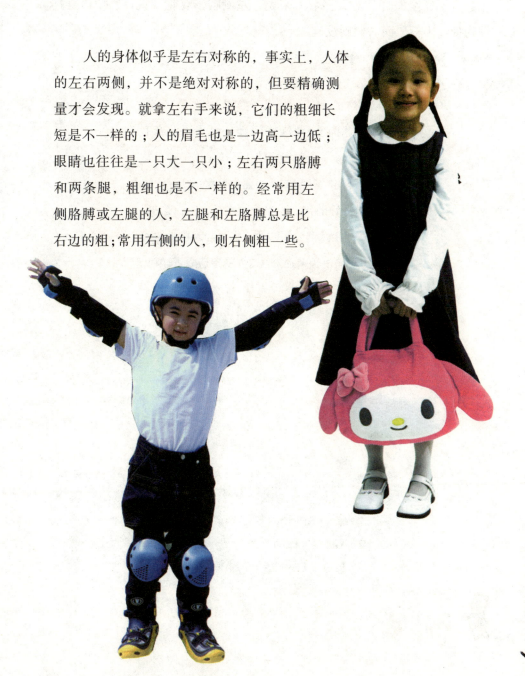

从人体内部脏器来看，左右两侧的差别就更大了。右侧有一个肝脏，左侧却是一个脾脏。最明显的是心脏，它并不位于身体的正中，只有一小部分位于胸腔右侧，绝大部分在左侧。人体大脑的构造及功能，左右两侧也不完全一样。对大多数人来说，左侧脑子有管理说话、使语言连贯的神经中枢，而右侧则没有。

为什么不能一边吃饭，一边看书写字？

我们身体的各种器官都要受大脑指挥才能工作。吃饭的时候，大脑指挥消化系统工作，嘴里要增加唾液，胃要分泌胃液，还要加快蠕动，好让吃下去的食物很好消化。如果一边吃饭，一边看书，大脑就要同时指挥两个系统的工作。因为看书的时候，大脑需要流进很多血液，这样就会造成胃缺血，对身体不好。

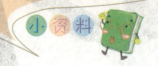

小资料

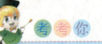

考考你

1.人的心脏位于胸腔中部（　　）。
A 偏左　B 偏右　C 中间
2.肝脏在人体的（　　）。
A 左边　B 右边　C 中间

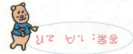

答案：1.A　2.B

2 人体为什么会有气味？

　　每个人都有自己独特的体味，根据生物学家测定，人体散发的气味有 1000 多种化学物质，其中呼吸器官排出的有 149 种；肠胃中的气味有 250 多种；尿液中有 219 种；粪便中有 196 种；汗液中有 151 种；皮肤表面的有 271 种。

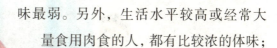

　　每个人的体味是不一样的，黑种人的腺体最丰富，他们的体味也就最浓；白人次之；黄种人相对来说体味最弱。另外，生活水平较高或经常大量食用肉食的人，都有比较浓的体味；而经常吃蔬菜的人，体味则比较清淡。这是因为偏重肉食的人，血液中的酸性物质比较多，这些物质能随着汗液排泄到体外；而素食的人血液中含碱性物质较多，能够中和血液中的酸性物质，体味也就没有那么浓了。体味还和性别有关系，成年男子往往会散发出含有微量

人体奥秘一点通

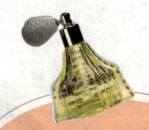

的雄性激素的体味；而女性则会散发出含有雌性激素的体味，对异性具有一定的吸引力。

人体有几类腺体？

我们身体里的腺体有两种类型：一种是像唾液腺、汗腺这些外分泌腺，分泌物由导管直接排到体外；另一种是像垂体、甲状腺这样的内分泌腺，它们分泌出来的分泌物被称为激素。

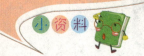

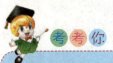

1.根据生物学家测定，人体气味有（　）多种化学物质。

　　A 100　B 1000　C 10000

2.每个人的体味是不一样的，（　）种人的腺体最丰富，他们的体味最浓。

　　A 黑　B 黄　C 白

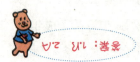
答案：1.B 2.A

3　人有尾巴吗?

人还没有完全进化为人时，也是有尾巴的，就像猿猴的尾巴一样。小朋友可以摸到自己的屁股上面一个硬硬的骨头微微凸出来，这就是人的尾巴。人类的尾巴之所以消失了，是因为在人类漫长的进化过程中，学会了直立行走，不再需要用尾巴去攀岩，尾巴所起的作用渐渐消失，而且长长的尾巴拖在地上，会影响人类的生活。所以在从猿到人的进化中，人的身体各方面慢慢完善，没有用的尾巴也在这一过程中渐渐被退化掉。

有些人头上长角，这并不是不可解释的现象。人的皮肤可以分为表皮和真皮，表皮主要是由角

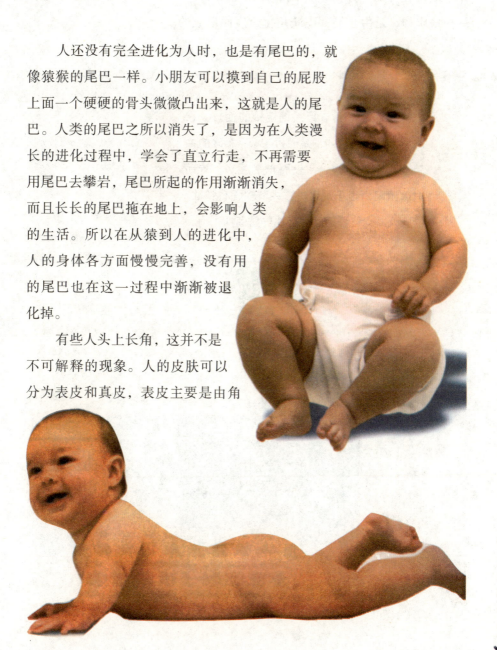

人体奥秘一点通

质形成的细胞组成的。随着人体新陈代谢的发展，表皮上的角质不断地老化，也不断地再生，就这样在老化和再生之间一直维持着动态的平衡，皮肤也一直处于自我更新之中。表皮一旦失去平衡，就会出现细胞增生异常或角化异常，形成这样或那样的皮肤病。其实头上长出来的角就是一种角质物，是由于局部皮肤角化过度而形成的。

为什么关节能弯曲?

关节是骨头与骨头相连接的地方，它之所以能转动自如，是因为在相互接触的关节面上有一层软骨，表面光滑湿润，转动时摩擦阻力很小。另外，关节软骨有弹性，能大大减少强烈运动时产生的震荡冲击力。

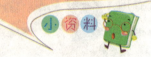

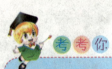

1. 人类的祖先（　）尾巴。

A 有一条长长的　　B 有一条很短的　　C 没有

2. 人类的尾巴是（　）。

A 渐渐进化掉的

B 人为砍掉的　　C 自己脱落的

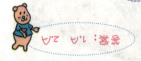

答案：1.A　2.A

4 吸入体内的空气到哪里去了？

　　人的生命需要食物提供的能量来维持，食物在人体内转化为能量的时候需要氧气。所以人就必须时时刻刻吸入空气，并把废气排出体外。

　　生命时刻需要补充氧气，鼻子是空气进入人体的第一道关口，鼻腔对空气起到加温和湿润的作用，鼻子内的粘膜和鼻毛可以挡住微粒和灰尘。进入人体的空气通过肺和体内的二氧化碳交换，肺由 7 亿多个肺泡组成，氧气和二氧化碳的交换就发生在这些肺泡表面。每一个肺泡上面都覆盖有无数的毛细血管，新鲜的氧气通过肺泡

内的毛细血管进入血液，与血液中的血红蛋白结合，顺着血管流到心脏，心脏把含有氧气的血液输送到身体的各个组织器官。肺泡则把接收到的二氧化碳交给支气管，经呼吸排出体外。

你见过用皮肤呼吸的动物吗？

大多数未长成的蛙类在水中用鳃呼吸，发育成熟后到陆地生活就改用肺呼吸，但有少数穴居或树居的蛙，既不用肺也不用鳃呼吸，而是靠湿润的皮肤呼吸，这些皮肤增加了体表面积，使蛙在剧烈活动时，能吸取更多的氧气以供所需。

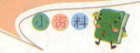

 考考你

1.（　）是空气进入人体的第一道关口。

A 嘴巴　B 口腔　C 鼻子

2.人的整个肺由（　）亿多个肺泡组成。

A 6　B 7　C 8

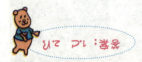

答案：1.C 2.A

5 人为什么要喝水？

水是构成一切生物体的基本成分，水是生命之源，也是人类最必需的营养素之一。

人体重的 50%~70% 是水分。在人体的各个部分——肌肉器官、脑脊液和血液里都有水，就是坚硬的骨头里也含有 1.6%~4.6% 的水呢。含水量是随着年龄、性别及身体状况的不同而不同。脑组织里大约含 85% 的水；血液大约含 90% 的水。水是人体细胞和体液的主要成分，体内的水分主要与蛋白质、脂类或碳水化合物结合，形成胶体状态。人体总水量中约

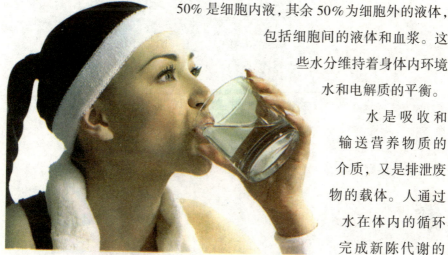

50% 是细胞内液，其余 50% 为细胞外的液体，包括细胞间的液体和血浆。这些水分维持着身体内环境水和电解质的平衡。

水是吸收和输送营养物质的介质，又是排泄废物的载体。人通过水在体内的循环完成新陈代谢的

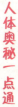

过程，在这个过程中水还具有散热、调节体温、润滑关节和各内脏器官等作用。水对人类生命至关重要，如果失水达 10％～20％，人体就会消瘦下去，甚至危及生命。

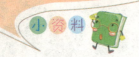

人体内的血液量

在我国，一个健康男性平均每千克体重大约只有 80 毫升的血液，一个健康的女性每千克体重约有 75 毫升血液。据观察，成年男子一次失血 500 毫升以上就可能发生轻度休克。

小资料

考考你

1. 水占人体重的（　　）。

A 1.6～4.6％　　B 50％～70％　　C 90％

2. 人体内的水呈（　　）状态存在。

A 单分子态　　B 游离态　　C 胶体

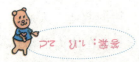

答案：1.B　2.C

6　为什么运动后越喝水越渴？

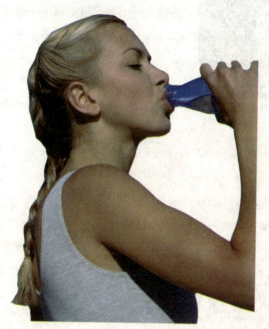

运动时大量排汗保持了体温的相对稳定，却使人体丢失了大量的水分，同时还带走了许多无机盐，如钠、钾、镁等。由于水分丢失太多，血浆的渗透压变高，刺激了丘脑下部的渗透压感受器，引起大脑皮层兴奋，产生了口渴感，需要大量饮水。大量饮水又冲淡了血液中氯化钠的浓度，为了保持和恢复原有浓度，就要把喝进来的水分再排出去，于是继续出汗。随着汗液的继续排出，氯化钠又进一步丢失，如此便形成了恶性循环。因此，人会感到越喝越渴。

热天运动后口渴怎么办呢？当然要喝水，不过应在水中加点盐，一般500毫升水中加入1～1.5克的食盐就可以了。喝水时一定要避免暴饮。因为胃肠道每小时吸收水分的

人体奥秘一点通

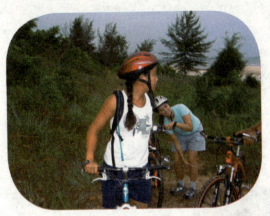

总量不超过800毫升，一次饮水过多会使大量水分滞留在胃内，影响运动或消化，甚至出现胃痉挛。一般每小时饮水总量不超过1000毫升，每次150～200毫升为宜。水的温度也不要太高，最好是8℃～12℃。

为什么不要喝生水?

自来水虽然进行过消毒，但并不可能把所有的细菌都杀死。同时，从自来水厂出来的水经过长距离地下水管道的输送，有的还经过几天的水箱存放后，再送到家家户户，可想而知，水会被空气中的细菌二度污染，可见直接喝自来水是不卫生的。

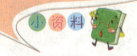

考考你

1. 每小时饮水总量不要超过（　　）毫升。
   A 2000　B 1000　C 500
2. 出汗过多，饮水时水中最好加入少量的（　　）。
   A 盐　B 糖　C 醋

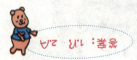
答案：1.B 2.A

7 人为什么要吃盐？

我们每天吃的菜中，都要放一点盐。这不仅是为了调味，也因为我们的身体需要盐。盐是维持人体正常发育不可缺少的物质，它调节人体内水分的均衡分布，维持细胞内外的渗透压，参与胃酸的形成，促使消化液分泌，增进食欲。同时，它还保证胃蛋白酶作用所必需的酸碱度的平衡和体液的正常循环。人不吃盐或吃盐过少都会造成体内的含钠量过低，发生食欲不振、四肢无力、眩晕等现象；严重时还会出现厌食、恶心、呕吐、心率加速、脉搏细弱、肌肉痉挛、视力模糊、反射减弱等症状。

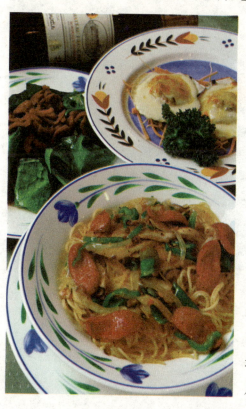

但是，盐吃得过多也对人体有害无益。科学家们研究的结果表明：盐能使人体"水化"，就是说盐对水有某种吸附力。人体内盐分多了，要求水分也相应地增加，使过多的水分滞留在体内，从而引起高血压。

人体奥秘一点通

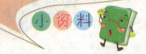

为什么不能吃得太咸？

如果吃得太咸，就有得高血压的可能。因为盐中有钠的成分，而钠有带水的特性。大量的钠和水进入血液后，造成血液增多，血管壁水肿，就会引起高血压。所以应控制好盐的摄入量，一般正常人每天吃盐应低于10克。高血压患者以5-8克为好。

小资料

考考你

1. 人体中盐分过多时，就会引起体内的水分（　）。

　A 增加　B 减少　C 不变

2. 食盐不但可以控制机体的酸碱度，还可以使体内的（　）量平衡。

　A 钠元素　B 镁元素　C 钙元素

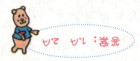

答案：1.A　2.A

8　少年白发是怎么回事?

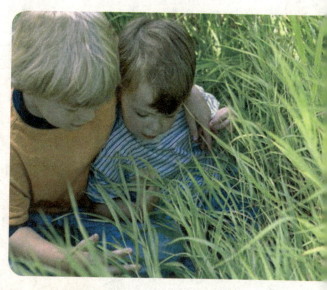

人的头发之所以有颜色,是因为头发里有色素颗粒,它是由毛囊里的色素细胞分泌的。人到了老年,头发就会渐渐变白。这是因为老年人体内各种机能都衰退了,色素细胞分泌的色素颗粒跟着减少,头发就会变白,因此白发是衰老的表现。有些年轻人,甚至小孩子也会长出白头发,我们把这种现象叫做"少白头"。那么,人的头发为什么会变白了呢?

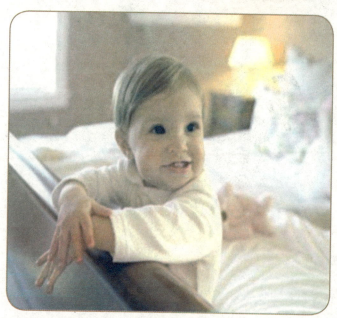

少年也可能长白发。青少年白发多半是先天性的,与遗传有关。如果家族史中有少年白发发生,那么他的子孙后代也可能有

人体奥秘一点通

这种现象。除了遗传因素之外，生理状况异常也会导致少年白发。此外并且精神紧张、忧虑等因素，都可以使青少年的白发加重。当色素颗粒过少，或者在输送到头发的过程中出现障碍时，就会影响头发的颜色。因此不论年龄大小，只要头发中的色素颗粒减少到一定程度，都会使头发由黑变白。

你知道头发有什么用吗？

头发的用处很多：它能保护头皮和头颅，夏天防晒，冬天御寒。另外，头发还具有美化作用，无论男女，都十分重视头发的样式。随着医学的发展，头发还能帮助诊断疾病，医生根据头发中微量元素含量的变化，可以诊断出人患上了哪些疾病。

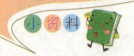
小资料

考考你

1. 少年白发大多是（　　）的。
   A 先天性　B 后天性　C 偶然
2. 人的头发有颜色是因为头发中含有（　　）。
   A 白色素　B 色素颗粒　C 黑色素

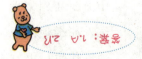
答案：1.A　2.B

9 为什么有的人是直发，有的人是卷发？

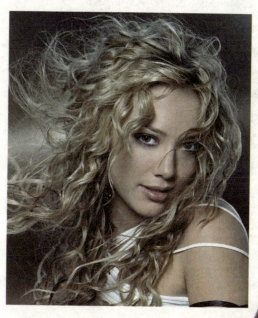

人的头发之所以有直发和卷发之分，是由于毛囊形状不同。每一根毛发都固定在皮下微小的毛囊中，毛囊的形状影响毛发的形状。圆形的毛囊长出的头发就显得直而粗，这种头发东方人居

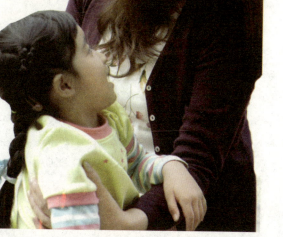

多；椭圆形的毛囊长出的是波浪式的头发，这种头发西方人较多；而那些一头卷发的人的毛囊是螺旋形的，很多黑人都是这样的头发。

头发在生发过程中可以产生两种色素：一种能使头发呈现由深黑

人体奥秘一点通

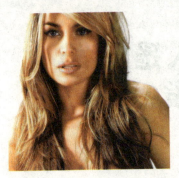

到浅褐色的色调；另一种能使头发呈现金色、金褐色或棕色的色调。这两种色调就像两种颜料，由于它们的不同组合而使头发呈现不同的颜色。不同的人种这两种色素的组成不同，黑头发的人主要有前一种色素，金色头发的人则主要有后一种色素。

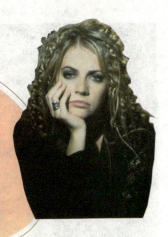

头发与发饰

古代文献中记载女子发式很多，同样，发饰也是美发的重要部分，梳好的发髻要用花和宝钿花钗来装饰，皇宫贵胄的女子可以用珍奇的材料做发饰，而一般小户人家只能戴荆钗，"拙荆"就是古代男子对外人称自己妻子的谦词。

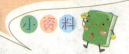

1. 卷发的毛囊是（　　）。
　A 圆形　B 椭圆形　C 螺旋形
2. 人有直发和卷发之分是因为（　　）。
　A 人的皮肤不同　B 人的毛囊形状不同
　C 人的皮下脂肪不同

答案：1.C　2.B

10　人为什么会掉头发？

　　每个人都会掉头发，头发有它自己的寿命，长到一定时间，自己就会老死，自然脱落下来，这是一种正常现象。

　　不正常的掉头发，是因为头发的生长受到了影响的缘故。头发的生长需要营养，其生长所需的营养是靠血液运送的。如果一个人长期多病，身体虚弱、血气不足、营养很差，头发就会因缺少营养而脱落。

　　用脑过度，经常心事重重、烦闷；或者精神过

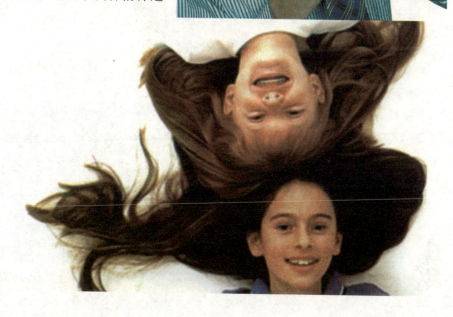

人体奥秘一点通

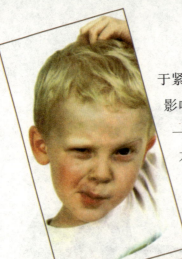

于紧张，脑子受到了很大的刺激等，这些都会影响到头发营养的供应和生长。由于人体的一切活动都由大脑控制，如果大脑受了刺激，不能正常地发挥作用，势必会使身体吸收营养受到影响，进而出现掉头发的情况。

为什么有人天生就是卷头发？

生活在炎热地区的黑人，头上的卷发对抗热很有帮助。因为卷发之间留有很多空隙，当强烈的阳光照在头发上时，空隙中的空气传热性很差，使热量不能很快传到头皮。这种头发就像一顶凉帽，起到隔热的作用。

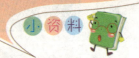
小资料

考考你

1. 头发（　　）营养。

A 肯定需要　　B 肯定不需要

C 有人需要，有人不需要

2. 人受到强烈的刺激，头发（　　）。

A 没有影响　　B 会掉一点点

C 严重时会掉一大片

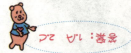
答案：1.A 2.C

11 头发生长需要经历哪些阶段？

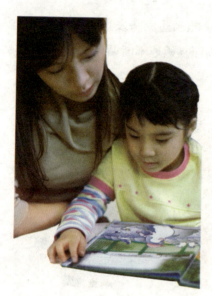

头发的生命需要经历五个阶段。

1. 生长周期的最初阶段：

头发的生命从头皮出现的那一刻开始，毛囊是将来生长的中心所在。这个中心会接收重要的养分并且不断地分裂。而当这些重要的养分在中心之内分裂后即变成蛋白质，头发便开始从这个发源地推向头皮层之上。

2. 生长阶段：

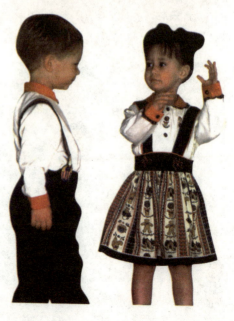

接下来的5~6年间，头发系统会非常活跃，它会不断地生长。当头皮层之下的头发到达表层时，头发便是丰盛、健康而苗壮的。

3. 静止阶段：

生长阶段后的2~3个星期，头发会停止生长，并且开始向内弯曲，同时发根开始慢慢向上推，

人体奥秘一点通

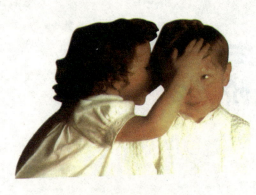

这时头发便准备脱落了。

4. 停止阶段：

头发开始从中心部分枯萎，而且逐渐变短直至脱落，通常这种情形会在2~3个月后发生。

5. 脱落阶段：

头发从毛囊脱下并离开头皮，此时一根新生的头发也将替代脱去的头发。于是生长、脱落与再生的过程便周而复始地不断循环了。

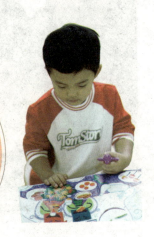

头发能活几岁？

人类的头发从诞生到脱落，寿命通常是2～6年。在正常情况下，每个人一天大约脱落50根头发，同时也长出相同数量的新头发。

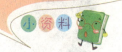 小资料

 考考你

1. 正常头发的寿命至多（　　）。

A 2个月　B 6个月　C 6年

2. 头发掉了，正常情况下（　　）长出来。

A 会自动　B 不会自动　C 需要帮助才会

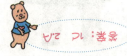 答案：1.C 2.A

12　人为什么会长头发?

人类的祖先身上长满了毛,随着人类不断进化,身上的毛发渐渐变细变少,最后成了现在人们身上的汗毛。而头发对头部有很好的保护作用,所以才被保存下来。随着社会的发展,人们对美的追求也越来越强烈,头发作为身体美的一部分,越来越被人们重视。

头发的秘密:

1. 一根头发的平均生长速度:每天 0.3 毫米。

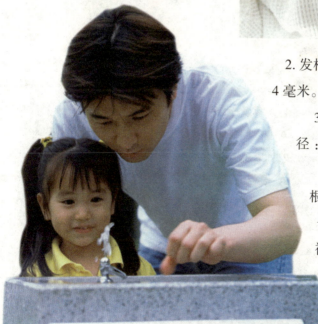

2. 发根在头皮以下的深度:4 毫米。

3. 一根纤细的头发直径:45 微米。

4. 正常情况下,一根干燥的头发能被拉长 30%,一根湿发能被拉长 50%。

5. 平均每天脱落的头发数量:50 ~ 100 根。

6. 一根头发单独能承受的平均重量：100 克。

7. 一平方厘米的头皮上平均长有 200 根头发。

8. 中医学认为头发的健康与人体的血液和肾脏健康有关。

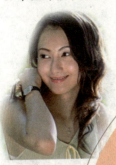

毛发有哪些化学成分？

如果将毛发浸泡在水中，毛发很快就会膨胀，这种遇水膨胀现象说明毛发中蛋白质成分含量很高，而脂质含量很少。毛发具有很强的拉伸性，这是由于细胞中细丝的排列与毛发长轴平行的缘故。

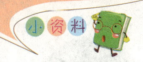

小资料

024

考考你

1. "割发代首"中的首是指（　　）。

A 脑袋　B 手　C 颈

2. 人类以前身上的毛发（　　）。

A 很粗而且很多　B 很粗但很少

C 很细但很多

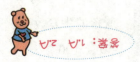

答案：1. C　2. C

13 人为什么要睡觉?

睡眠是人最基本的一种生理需求，是大脑神经活动的一部分，是大脑皮质内神经细胞兴奋被抑制的结果。当抑制作用在大脑皮质内占优势的时候，人就会睡觉。除了极个别的人一辈子不睡觉之外，正常人都需要充足的睡眠。

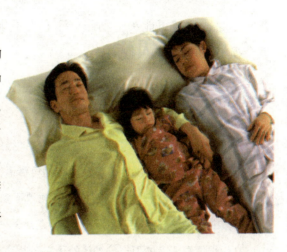

睡眠可以消除体力、精神上的疲劳。人们经过一天的学习及工作，脑细胞在紧张的工作后，会感觉疲劳，需要一定的休息时间。在忙碌了

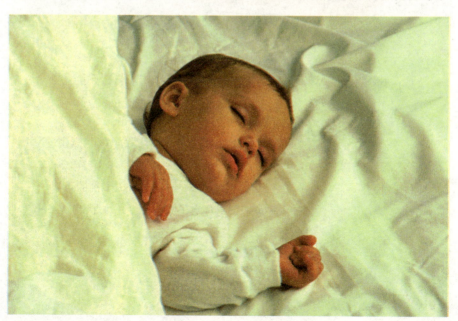

人体奥秘一点通

一天之后，一夜的酣睡可以帮助大脑消除疲劳。

睡眠就是为了能让身体各部位获得最充足的舒缓状态，让精神恢复到意识最佳、记忆力最好的状态。当身体恢复了能量储备，就会感觉精力相当充沛，学习以及工作的效率就会提高。儿童入睡后，脑下垂体分泌的生长激素会增多，因此，充足的睡眠有利于孩子的生长发育。如果睡眠不足，人就可能头昏脑胀、注意力不集中、胃口不好，长期这样，就会损害健康。

为什么做梦时会说梦话？

人脑由很多神经细胞组成，这些神经细胞都有不同的分工，有的负责运动，有的负责语言。人在睡觉时，大脑开始休息，但由于睡得不熟的原因，某一部分神经细胞可能没有休息，还处于兴奋状态。如果负责语言的那部分神经处于兴奋状态，人就会说梦话。

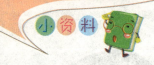

考考你

1. 人（　）一辈子不睡觉。
   A 绝对可以　B 绝对不能　C 极个别的可以
2. 睡眠可以使身体各器官处于（　）状态。
   A 舒缓　B 紧张　C 兴奋

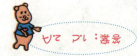

答案：1.B　2.A

14　人为什么会出汗？

人是恒温动物，在37℃左右的体温条件下，各种生命活动才能正常进行。出汗是人体的本能，它是维持正常体温的一种方法。一个人全身皮肤表面大约有 200 ~ 500 万个汗腺，汗液就是从这些汗腺里流出来的。汗腺是人体的"天然空调器"，人的

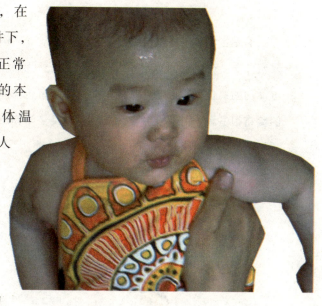

体温上升时，汗腺开始启动"空调器"，皮肤下面的血管就会扩张，身体内的血液涌入到皮下血管。这时，皮肤里的汗腺就会分泌大量汗液，通过皮肤表面的汗液蒸发，来带走体表的热量，从而降低体表的温度，保持体温的恒定。同时，出汗带走人体内大量代谢废物，人就觉得舒服、畅快。

为了保证汗腺能正常工作，必须经常洗澡，保持皮肤洁净，否则汗腺容易被堵塞。如果汗水流不出来，皮肤就会发炎或生痱子。假如体温超过

人体奥秘一点通

37℃，汗腺不排汗，体内积聚的热量就会逐渐增多，加剧体温上升。当体温上升到40℃或以上时，体内重要的生物催化剂——酶的活性就会受到破坏，人就会生病。

酶是什么东西？

酶是生物体的细胞产生的有机胶状物质，成份是蛋白质，可以加速有机体内的化学变化，比如促进体内的氧化作用、消化作用、发酵等。有机体内的酶有很多种，并且一种酶只能对某一类化学物质或某一个化学变化起催化作用。

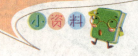

小资料

考考你

1. 人的体温（ ）正常。

A 25℃左右　B 37℃左右　C 40℃左右

2. 汗是从（ ）排出的。

A 汗腺　B 血管　C 皮下组织

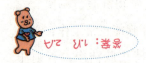

答案：1.B　2.A

15 人为什么会长鼻毛？

鼻孔是人将体内废气排出，吸进新鲜空气的主要通道。医学家通过试验证明，我们的两个鼻孔是轮流呼吸的，通常，大概每隔三四个小时，左右鼻孔就要"换班"一次。

鼻毛是人类进化过程中，为保护身体的健康而生长出来的。鼻毛可以说是呼吸通道上的"防护林"。因为空气里经常混杂着许多病菌、灰沙和尘埃，它们会传染疾病，吸进人体后对健康有害。所以在人呼吸的时候，鼻孔里的鼻毛就像"空气滤清器"的滤网一样，帮我们过滤空气中的较大颗粒的尘埃。也就是说，当人们呼吸时，鼻毛就会把灰尘、细菌等粘住，不让这些有害物质进入人的身体内。这样人就不容易生病了。所以不管男性还是女性，只要是人类都会有鼻毛。鼻毛是很有用的，所以不可以随便剪掉它。

人体奥秘一点通

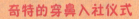
我最喜爱的 第一本 百科全书

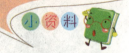

奇特的穿鼻入社仪式

澳大利亚高地人认为孩子五六岁时就成人了，必须举行一次入社典礼，该仪式就是要在鼻孔上穿洞，孩子必须忍受剧痛。一般先用骨针刺入，再将野猪牙或鸟羽等装饰品插入洞内。

小资料

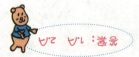考考你

1. 鼻毛对人的身体健康（   ）。
A 有很大作用   B 有很小的作用
C 没有作用
2. 人（   ）鼻毛。
A 肯定有   B 肯定没有   C 不一定有

答案：1.A   2.A

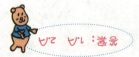

16 感冒时鼻子为什么不通气？

　　鼻子是人的嗅觉器官，可以帮助人们闻到各种不同的气味；同时也是呼吸器官，能协助人们正常呼吸。鼻子里分布着很多嗅觉细胞，当它们受到气味的刺激，就通过电话线一样的神经，把闻到的气味传给大脑，从而分辨出气味。

　　鼻子不通气，是鼻子在与病毒作战呢！鼻腔是一个具有较为复杂组织结构的通道，它的内侧壁是鼻中隔，是两个鼻腔的间壁；外侧壁有三个像

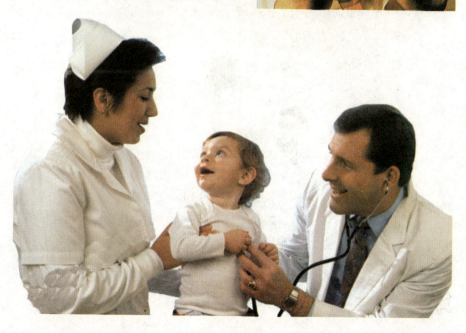

人体奥秘一点通

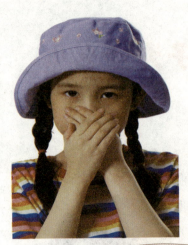

房檐状的突出的黏膜组织，叫做鼻甲。因为感冒，血液加快了向鼻子流动的速度。这时鼻子里的鼻黏膜就会因充血肿胀而使分泌物增多，使鼻腔通道变得狭窄。呼吸通道被堵住了，气流通过困难。所以，鼻子也就不通气了。当然病毒也无法从这里进入体内了，等到病毒被消灭的时候，鼻子自然就通气了。

为什么人的嗅觉有时会失灵？

人的鼻腔上部有一块嗅觉区，藏着嗅腺。当人吸气时，空气中的气体分子就溶解进嗅腺液中，刺激嗅觉细胞，再经过神经传到大脑管辖嗅觉的中枢，产生嗅觉。但是，时间一长，嗅觉器官就会因疲劳而嗅不出味道。

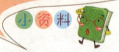
小资料

考考你

1.鼻子不通气，是因为（　）在搞破坏。
　A 病毒　B 细菌　C 真菌
　2.鼻子外侧壁有（　）个像房檐状的突出的黏膜组织。
　　　A 一　B 两　C 三

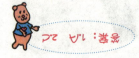
答案：1.A 2.C

17 为什么挖鼻孔不好？

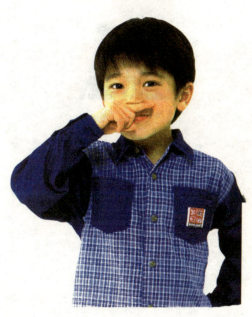

挖鼻孔是一种不良习惯，在公共场所挖鼻孔既不文明，又影响身体健康。人的鼻孔里有鼻腔，在鼻腔的表面覆盖着一层又薄又嫩的黏膜，黏膜上有许多很细很小的血管。用手挖鼻孔时，手指甲很容易把黏

膜上的血管碰破，引起出血。同时，挖鼻孔的时候很容易使鼻毛减少或脱落，灰尘、微粒及病原体容易进入鼻腔。鼻腔黏膜下层分泌出来的免疫物质能围歼"入侵之敌"，而经常挖鼻孔会影响鼻黏膜分泌这种免疫物质的功能，削弱了鼻腔预防疾病的能力。

此外，人的双手会沾染各种灰尘和污物，这些灰尘和污物中带有各种细菌和病毒，挖鼻孔的

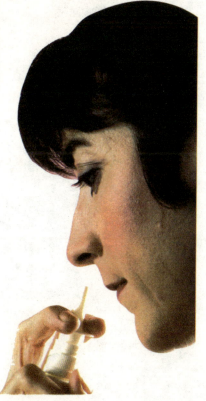

人体奥秘一点通

时候就有可能传播疾病。这样看来，经常挖鼻孔会损伤鼻黏膜，造成鼻出血；同时更容易发生鼻炎、鼻窦炎以及上呼吸道感染等，所以，不要挖鼻孔。

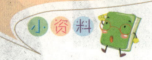

鼻窦炎是怎么回事？

鼻窦的大小和形状因人而异，成人的鼻窦炎大多数发生于额窦以及最大的上颌窦。鼻窦产生的黏液基本上是向上排出的。鼻窦受到感染时，排液通道堵塞，压迫神经，引起疼痛。窦液排出不顺畅影响睡眠。

小·资·料

考·考 你

1. 挖鼻孔（ ）传播疾病。
 A 不容易   B 很容易   C 很难
2. 鼻膜（ ）。
 A 很薄   B 很厚   C 有人薄、有人厚

答案：1.B 2.A

18 为什么有的人耳朵会动？

耳朵可分为 3 个部分，耳廓、外耳道和鼓膜称为外耳，起保护和传导声波的作用，有的人耳朵能动就是外耳在动；鼓室及位于其中的锤骨、砧骨和镫骨这 3 块听小骨称为中耳，中耳以机械形式传递振动；耳蜗、半规管和听觉神经称为内耳。

我们看到很多动物的耳朵都是会动的，人

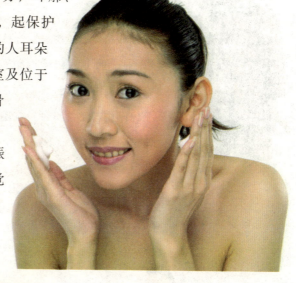

和动物一样，耳朵后面有一块动耳肌，在神经的支配下可以活动。人类经过长期的进化，有些人耳后的动耳肌退化了，耳朵就不会动了；而有些人的动耳肌没退化，耳朵就会动。

人的耳蜗上部有三个环形管子，可以帮助我们维持身体平衡，这三条管子被称为"半规管"，里面

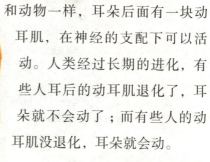

人体奥秘一点通

充满了液体。当人们运动的时候，管里的液体也会随着一起动，耳蜗的神经末梢此时就可以收集到信息，并将其传送到大脑。这样，人们就能判断自己是向前还是向后，是向上还是向下运动了。

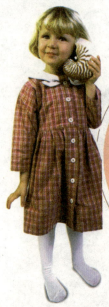

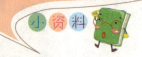

为什么耳朵进水后听不清声音？

耳朵里进了水，正好挡住了声波的去路，声波进不去，不能使鼓膜振动，或者进去的声波因为受到阻挡变弱了，鼓膜振动很小，自然就听不清声音了。用棉花塞住耳朵，或用手捂住耳朵，就听不清声音，也是这个道理。

小资料

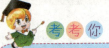

考考你

1. 人的耳朵后面有一块（　），在神经的支配下可以活动。
　　A 动耳肌　　B 耳蜗　　C 半规管
2. 人的动耳肌（　）退化。
　　A 没有　　B 已经　　C 有的人退化了，有的人还有

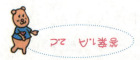

答案：1.A 2.C

19　人为什么要长两只耳朵？

正常人都有两只耳朵，但人们往往会忽略它的存在和作用。其实，在漫长的进化过程中，人体的各个器官都是遵循"用进废退"的规律，耳朵的进化到现在已非常精良。

耳朵的作用不仅仅是使人漂亮的"配件"，耳朵还能使人能听见各种声音。此外，中医能从耳朵的形态和色泽，可判断人们的身体状况。比如耳朵大而厚者，体格健壮；耳朵小而薄者，瘦弱多病；耳朵红润者，面部气色亦好、精力充沛；耳朵萎黄苍白，多见于慢性消耗性疾病的晚期。人之所以会长两只耳朵，是因为一只耳朵不能辨别声音的方向；两只耳朵分别在头部两侧，这样声音到达两耳的时间就有了先后，人脑根据这一微小的时差，就可以判断声音来自何方。

037

人体奥秘一点通

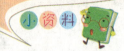

贝多芬为什么会耳聋?

根据病历,许多医学专家人为贝多芬是先天梅毒病人。由于梅毒的慢性损害,使他的听力丧失了。也有人认为贝多芬得了后天梅毒,而后天梅毒也会导致听力丧失,还有的医生则认为贝多芬的耳聋是某种结核病引起的。

 考考你

1. 声音到达两耳的时间( )。

A 没有差别　B 差别很大

C 有微小差别

2. 人的耳朵( )。

A 从一开始就是这样的

B 自然进化的　C 人为制造的

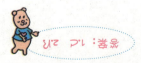

答案:1.C　2.B

20 为什么男人女人的声音不一样？

　　人的声音是由振动着的物体——声带发出的，它有着自己独有的特性，声带是位于喉腔两侧的一对弹性黏膜壁。成熟的声带由两部分组成：坚韧的软骨组织和柔软的膜片，它们是发声、歌唱的关键部位。

　　声音的高低与膜片形态成反比关系。膜片越短、越薄，人发出的音调就越高；反之就越低。婴儿出生时声带总长为 6~8 毫米，膜片和软骨组织均为 3~4 毫米长。6 岁前，声带生长很快，此后逐渐减慢。长

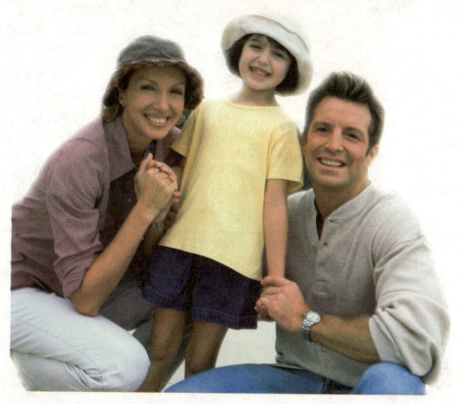

039

人体奥秘一点通

至青春期前，男女声带长度基本相等，约在12~15毫米之间。此前男女的声音没有很大的不同，都是童音。但到了青春期，青少年也就进入了变声期。女孩的声带只略微增长，临近成年时长度为13~18毫米。而男孩的声带却在雄性激素的刺激下，增长十分可观，到成年后长度一般可达18~23毫米。随着声带的变化，男女音色的区别就特别明显：成年男子的声音粗犷低沉；成年女子发音尖声细语。

人在什么时候发育最快？

人在出生前长得最快。胎儿在母亲的子宫里住了9个月后，从一个不如句号大的单一细胞，发育成一个大约50厘米长，3至4千克重的婴儿。婴儿出生后，仍继续快速发育，到1岁时，大约已经有出生时体重的4倍！

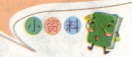

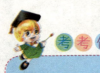

1. 声音是靠（　　）发出来的。
　A 振动　　B 颤动　　C 口腔
2. 声音的高低与膜片（　　）关系。
　A 成正比　　B 成反比　　C 没关系

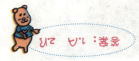

答案：1.A　2.A

21 "十聋九哑"的说法 有道理吗？

耳聋有先天性耳聋和后天性耳聋两种。先天性耳聋多数是听觉器官发育不良造成的。后天性耳聋是人出生后，由于生病或使用了损害听觉神经的药物，导致耳朵的传音器官损坏而引起的耳聋。

哑巴是指不会说话的人，其中很少一部分人，是因为发音器官有问题所致，绝大部分哑巴是因为耳聋所致。通常我们学习语言，首先要能

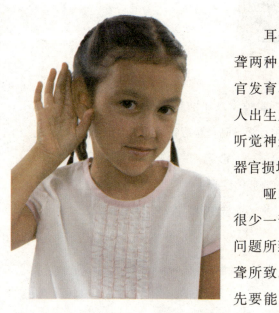

够听到声音，声音信号传入听觉中枢神经系统，并与语言中枢发生联系后启动语言通路。因为聋人没有声音信息的传入，这样语言中枢就无法接受信号，自然就无法说话了，因而变成聋哑人。

并不是所有先天

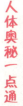

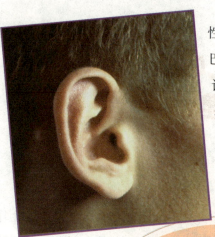

性耳聋和幼年时发生耳聋的人都是哑巴，他们在别人的帮助下，是可以讲话的。现在的聋哑学校，专门帮助耳聋的孩子训练发音和说话，这样孩子们在成年后，就可以与平常人正常交往。

人体内最小的骨头是什么？

我们的身体里最小的骨头——听小骨藏在耳朵里，它由锤骨、砧骨和镫骨组成，这三者由灵巧的关节连接成一个锁链，医学上称之为"听骨链"。当声音通过鼓膜传到听小骨后，它们立即开始工作，最后由镫骨把"声音密码"告知前庭窗。

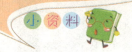

小资料

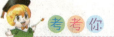

考考你

1. 人出生后由于生病或者使用损害听觉神经的药物，致使耳朵的传音器官损坏，从而引起（　　）。

　A 先天耳聋　　B 后天耳聋　　C 不会耳聋

2. 哑巴除了是因为耳聋所致之外，还有的是因为（　　）被破坏导致的。

　A 发音器官　　B 听觉器官　　C 传输器官

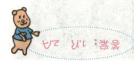

答案：1.B　2.A

22　鼓膜有什么作用？

医生检查耳朵的时候，会用手电筒向耳道里照。在外耳道的尽头有一层薄膜，这层薄膜就是鼓膜，俗称"耳膜"，或者"耳鼓"。从鼓膜再往里就是中耳了，鼓膜恰好位于外耳和中耳的交界处，鼓膜呈灰白色，有光泽，薄而半透明。鼓膜并不与外耳道呈垂直状态，其外形像斗笠，向前、外、下方倾斜。鼓膜只有0.1毫米的厚度，就像一层薄纸，面积不足一分硬币面积的1/4。鼓膜的内侧连着听骨，又和中耳相连，只要有一点细微的声响，

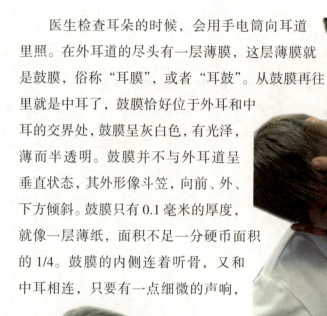

人体奥秘一点通

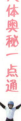

就会发生震颤，把声音传到中耳，人就会听到声音了。

据科学家研究，人的听力随着年龄的增加而不断下降。人从出生以后，耳朵里面的毛发状听觉细胞就开始退化，组织的弹性也会慢慢降低，因此，有人说婴儿时期人的听力是最好的。

耳朵流脓是怎么回事？

有人的耳朵会流出脓水，这是怎么回事呢？耳朵流脓主要是可能得了两种病：一种是中耳炎，另外一种是长了耳疖子。这两种病的患者都应该注意耳朵卫生，注意饮食要清淡一些，严重时要去医院进行治疗。

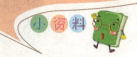

考考你

1.从鼓膜再往里就是（　　）了。
A 外耳　B 中耳　C 内耳
2.鼓膜只有（　　）毫米的厚度，就像一层薄纸那么薄。
A 0.1　B 0.2　C 0.3

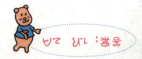

答案：1.B　2.A

23　鼻子、耳朵为什么最怕冻？

人体最怕冻的部位是鼻子和耳朵，这是为什么呢？

人体的体温一般保持在 37 ℃左右，当气温降低的时候，身体的热量就会散发出去，人就感觉到寒冷了。冬天，人们会穿上厚厚的冬衣，住在北方的人还要带上皮帽，穿上皮靴。但是人的听觉、视觉和嗅觉器官，还要维持正常交流和呼吸，这些部位不能像四肢那样用厚厚的衣服包裹起来，保温就比较困难一些。

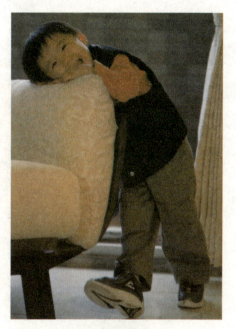

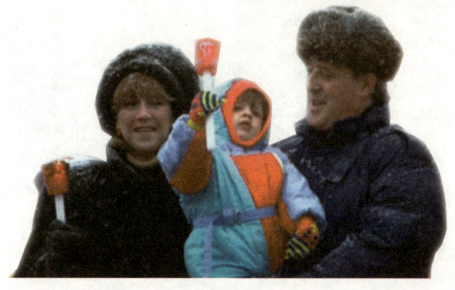

另外，鼻子和耳朵都突出在头部表面。与空气的接触面积比较大，散热速度比较快。特别是耳朵两面都要与空气接触，比鼻子更容易冻坏。同时，人体血液从心脏流出的时候，温度比较高，流得越远，温度就越低，当血液流到手指、脚趾、鼻尖、耳朵等神经末梢的时候，温度就降得很低了。所以，耳朵和鼻子是人体供热和保温的薄弱环节。

为什么要打喷嚏？

人的鼻黏膜上有许多灵敏的细胞，当有刺激的东西冲进鼻孔时，细胞立刻会把这个情况告诉大脑；大脑通过分析，由肺部用力把气喷出去，这就是打喷嚏。打喷嚏也会传播病菌，所以不能对着人或食物，要用手绢捂住口鼻。

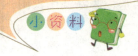

  考考你

1. 鼻子和耳朵都是突出生长在（　）表面。

A 四肢　B 头部　C 脸部

2. 人体的血液从（　）流出的时候，温度比较高，流得越远，温度就越低。

A 肝脏　B 大脑　C 心脏

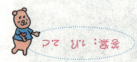

答案：1B 2C

24 为什么有些人会晕车？

人之所以会晕车，是由于人体的神经调节功能失去了平衡。控制人体平衡的器官是耳朵里的三根骨质小管，叫半规管。它们处于内耳深处，而且管内充满液体，管底布满末梢神经，三根小管的位置形态是一根垂直，一根平卧，一根斜立。人们因乘车或者乘船颠簸过度或者时间过久，半规管所受到的刺激就会很重，导致管内的液体长时间不断地撞击末梢神经，这种刺激就会被人感觉到。每个人对这些刺激的强度和时间的耐受性有一个限度，这个限度就是致晕阈值。在致晕阈值限度内人们不会产生不良反应。如果刺激超过了这个限度，就会引起神经调节功能的紊乱，使人出现呼吸急促、眩晕呕吐、出冷汗、全身软弱、面色发白的现象，这就是晕车。

不同人的耐受性的差别很大，这除了与遗传因素有关外，还受视觉个体体质精神状态以及客观环境（如空气异味）等因素影响。所以在相同的客观条件下，只有一部分人会出现晕车、晕船的情况。

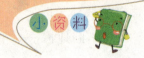

游泳时能听到岸上的人说话吗？

游泳时，如果把头潜入水下，就听不到水面上的声音了。这是因为声音是通过空气传导的，人潜在水下，耳朵被水封住了，空气中的振动波不能传到我们的耳朵里，因此我们无法听见。不过这时，水下的声音我们却听得很清楚，这主要是通过骨传导听到的。

小资料

考考你

1. 不同的人的耐受性（　　）。

A 相同　B 不同，但差别很小

C 有很大差别

2. 人对刺激的耐受性是（　　）的。

A 没有限度的

B 有限度，而且固定

C 有限度，但不固定

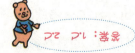

答案：1.C　2.C

25 为什么打呵欠？

打呵欠是一种特殊的深呼吸。

人类的呼吸是靠吸进氧气，呼出二氧化碳来完成的。平时，体内的血液不断流动，

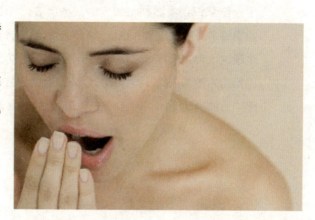

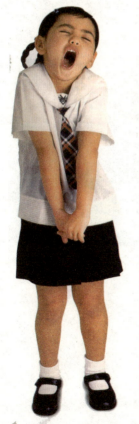

将氧气输送到身体各部位，以满足身体的需要。如果人在打盹、疲劳寂寞的时候，大脑的抑制过程战胜兴奋过程，这时身体的某些部分进入抑制状态，而呼吸器官则首当其冲。由于血管中氧的供应不足，积累起来的废物无法排泄，呼吸也开始减慢并变得更加深沉了，影响到了大脑的呼吸中枢，这时候身体就发生了保护性反应——打呵欠，这是人体需要大量氧气的一种表现。

打呵欠的时候，肺部扩张超过了平常的容量，并由此吸进了大量的氧气，增加了血液里的含氧量，这就改善了大脑细胞的供血状况，并使细胞的代谢过程变得活跃。此外，除非环境不允许，人在打呵欠时，往往要伴随着伸懒腰，这个动作会使人暂时清醒许多。打呵欠对人体是有益的，而且是必需的。

打哈欠感染力理论

有三种理论认为打哈欠有感染力。这三种理论分别是：生理理论，厌倦理论，进化理论。 生理理论认为，打哈欠是大脑意识到需要补充氧气的一种反应。 厌倦理论认为，如果每个人都觉得某件事情令人感到厌倦，就会打哈欠。进化理论认为，人打哈欠是为了露出牙齿，这个行为是我们的原始祖先传下来的。 由于人们还没有找到打哈欠为何具有感染力的确切原因，因此，这个问题至今仍然是个谜。

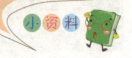

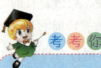

考考你

1. 打呵欠对人体（ ）。
 A 有益 B 有害 C 没影响
2. 人呼吸时，吸进的是（ ）。
 A 氧 B 二氧化碳 C 氮

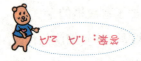

答案：1.A 2.A

26 人的血型是怎么回事？

1921 年，世界卫生组织（WHO）正式向全球推广认同和使用 A、B、O、AB 四种血型，这也就是传统的 ABO 血型分类。由于在血型发现和分类上的贡献，兰德斯坦纳获得 1930 年的诺贝尔生理学或医学奖，并被誉为"血型之父"。

ABO 血型，是按红细胞所含有的抗原来分型的。具体的区分是，以人血液中红细胞上的抗原与血清中的抗体来定型。一个人红细胞上含有 A 抗原（又称凝集原），而血清中含有抗 B 抗体（又称凝聚素）的称为 A 型；红细胞上含有 B 抗原，而血清中含有抗 A 抗体的称为 B 型；红细胞上含有 A 和 B 抗原，而血清中无抗 A、抗 B 抗体的称为 AB 型；红细胞上不含 A、B 抗原，而血清中含有抗 A 和抗 B 抗体称为 O 型。

随着研究的一步步深入，人们发现自身的血型除了 ABO 血型外，还

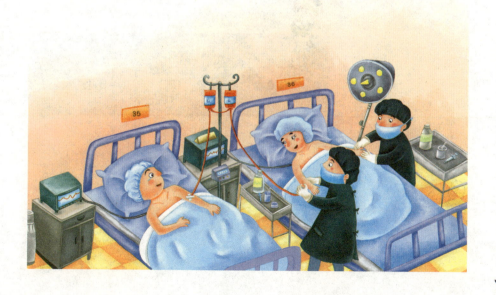

人体奥秘一点通

可以有其他的分类。1940 年兰德斯坦纳和韦纳又发现了 Rh 血型，到 1995 年，共发现 23 个红细胞血型系统，外加一个低频率抗原组、高频率抗原组和尚未形成体系的血型集合，抗原总数达 193 个。

人的血型会变吗？

过去人们一直认为，人的血型是终身不变的，但这不是绝对不变的，有的人生病输过几次血后变成了其他血型，如：白血病可以使血型消失，肠道癌可以使病人从 A 型血变成 B 型血。

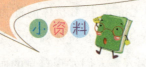

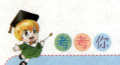

你知道自己的血型吗？

A 0 型　B A 型　C B 型　D AB 型

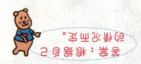

答案：检查自己的情况而定。

27 碰伤的地方为什么会发青发紫?

皮肤颜色起紫发青，这是皮下出血的表现。人身上几乎到处都有血管，有的很细，像头发丝，甚至跟蚕丝差不多；还有的几十根拧在一起，也只不过一根头发那么粗，这种血管在皮肤下面到处都有，叫毛细血管。毛细血管的管壁是一层非常薄的薄皮，不小心碰着了，毛细血管就会破裂出血。如果毛细血管和别的小血管破得很厉害，出血很多，碰

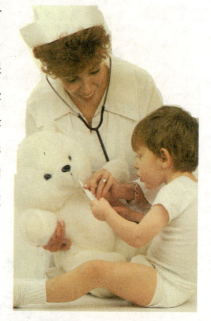

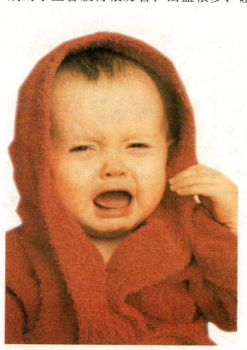

伤的地方就会因出血而出现青斑紫块。

血管破了，流出来的血会变成青紫色。这是因为红细胞里缺少了氧气。原来，红细胞里有一种成分，叫血红蛋白。在肺脏的作用下，氧气和血红蛋白结合起来，流向全身各处的毛细血管，供给各个细胞去

人体奥秘一点通

利用，并将细胞所产生的废物——二氧化碳运走。这时，血就变成了暗红色。碰伤的地方，血管破了，血流了出来，这部分血红蛋白没法再流回肺脏去吸收氧气就显出紫色来。

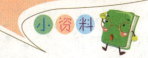

为什么长期暴晒容易诱发皮肤癌？

医学研究已经证实，阳光里的紫外线可以增加患皮肤癌的几率。皮肤癌可分为黑色瘤皮肤癌及非黑色瘤皮肤癌。一旦患上皮肤癌，恶化的速度相当快。皮肤癌多数在手掌上和脚掌上出现，所以在一般情况下，最好避免长期在烈日下暴晒。

小资料

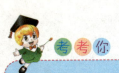

考考你

1. 血管破了，流出来的血会变成青紫色是因为红细胞里缺少（　　）。

　　A 氧　　B 二氧化碳　　C 氮

2. 红细胞里的（　　）可以和氧结合使血液呈红色。

　　A 蛋白　　B 蛋白质　　C 血红蛋白

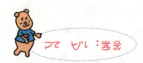

答案：1.A　2.C

28 为什么小孩子生下来时都爱哭?

胎儿在子宫里是不呼吸的,出世后的婴儿就必须依靠自己的呼吸来吸入氧气和排出二氧化碳。胎儿的肺内没有空气,肺还是一团结实的组织。

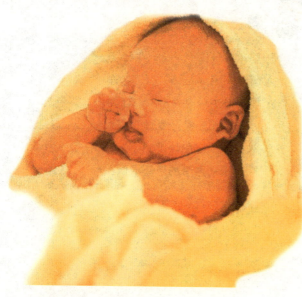

小孩子生下来时都会哭,那是因为婴儿一出生,马上脱离母体,原来呈蜷缩的姿势,一下子伸张,而原来蜷缩的胸廓突然伸张,肺叶也跟着张开,使胸腔立即扩大,于是婴儿就吸进了出生后的第一口空气。吸气完成后,胸廓由扩大状态恢复到原来没有吸气的大小,空气就紧接着被排出体外。然而当空气从肺部回到气管,呼出时经过喉头,喉头肌肉加紧收缩,使喉腔内左右两边的两根声带

人体奥秘一点通

拉紧靠拢。废气体冲出，带动声带就发出了类似于哭的声音。

由于婴儿刚出生的时候，大多都是处于缺氧状态，很需要大量空气，所以都大口大口地呼吸身体所需的氧气，就发出一阵紧张的"哭"声。

胎儿在子宫里做什么?

胎儿在妈妈的肚子里时，并不是每天睡觉。胎儿3个月后器官已经完全成型，可用眼睛看东西，喜欢听慢节奏的音乐。而且胎儿也有了触觉，在体外碰他的手，他会握起小拳头。

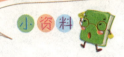

考考你

1. 婴儿在母体中呈（　　）姿势。

A 竖直　B 侧平躺　C 蜷缩

2. 婴儿出生后因为（　　）而发出"哭声"。

A 从母体出来突然受冷

B 被接生的医生弄疼

C 呼吸带动声带的声音很像哭声

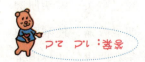

答案：1.C 2.C

29 为什么小孩子会掉牙？

人一生中长两次牙，在出生后的 6~8 个月开始长牙齿，到 3 岁左右牙齿就长完了。我们将这次长出来的牙齿称为乳牙，乳牙一共有 20 颗。到了 6 岁以后，长有牙齿的颌骨随着年龄而变大，导致乳牙与牙床不吻合而脱落，同时再长出新牙。新牙叫"恒牙"，能让我们使用一辈子，因此，这时长出的恒牙也叫做永久齿。恒牙共有 32 颗，在乳牙刚脱落时恒牙就会逐个长出来，

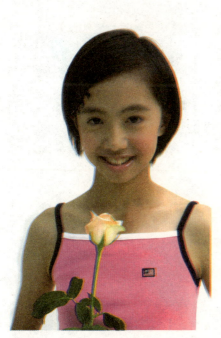

全部长齐需要 6 年时间。也就是说，当我们 13~15 岁时，嘴巴里的牙齿就已经全部换成恒齿了。人还有几颗牙齿，是在 20 岁左右才会长出来，这几颗牙叫迟牙或智牙。

人的牙床骨有一个从小到大的发育过程，在幼儿期，牙床骨不大，这时候如果长出一副恒牙，将无法在牙床上立足。进入成年期后，牙床骨长大了，假如这时还是那些乳牙，牙床骨就填不满，难以发挥正常的咀嚼作

用，所以，人要长两副牙齿。

恒牙可是人一生中最重要的牙齿，脱落后就再也长不出来了。所以，我们要保护好牙齿，尽量做到饭后刷牙，平时少吃甜的食物等。

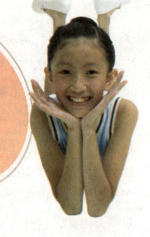

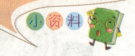

牙是由什么构成的？

人身体里最坚硬的部位就是牙齿了。牙齿可以分为牙冠、牙颈和牙根三部分。牙齿的外面一层是光亮坚硬的牙釉质，紧接牙釉质的是齿质，再往里是牙髓腔，牙髓腔内充满了血管和神经。

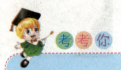

小资料

考考你

1. 人的一生有（　）次换牙。
   A 一　B 两　C 三
2. 人的恒牙有（　）颗。
   A 15　B 20　C 32

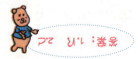

答案：1.B 2.C

30　人的牙齿有什么作用？

牙齿的排列和形状完全适应人的食物类型，人是杂食动物，既吃植物，又吃动物。人前面的门牙很薄，就像一把切刀，最适合切断食物。另外，它还能配合舌头发出齿音。犬牙形状尖利，专管撕碎食物。磨牙的表面很不光滑，就像一台磨盘，也叫臼齿，研磨起食物来非常方便。颌部的肌肉很有力，它把下

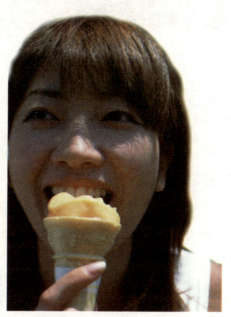

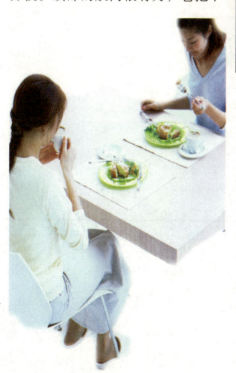

颌拉向上颌，使牙齿能有力地咬合起来。

刚生下来的小孩嘴里虽然看不到牙齿，但是实际上牙槽骨里已经有了牙齿，只不过还没有长出来而已。孩子长到 7 个月的时候，下面的两颗门牙会长出来，以后其余牙齿也会陆续往外长，一直到 3 岁左右，20 颗乳牙就会全部长齐。

牙齿是人体的重要器官，牙齿长得不整齐不仅会影响人的消化功

人体奥秘一点通

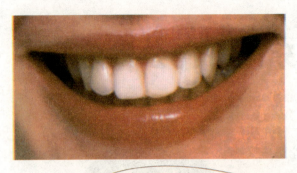

能和语言表达，还会影响人的容颜。青少年应该保护好自己的牙齿，学会正确的刷牙方法，还要养成良好的习惯。

牙刷的历史

世界上最早使用牙刷保护牙齿的是中国人，根据考证，在中国辽代（公元959年）就有了植毛牙刷。在欧洲最早的牙刷出现于1780年，以骨柄鬃毛为原料，比中国晚了700年左右。

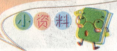

考考你

1. 人是（　）动物。
   A 杂食　B 食素　C 肉食
2. 人的门牙很（　），就像一把切刀。
   A 薄　B 厚　C 棱形

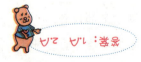

答案：1.A 2.A

31 睡觉时为什么会磨牙？

产生磨牙的主要原因有两个：一是由于肠道寄生虫（如蛔虫）的反射作用，晚上入睡以后，肚子里的寄生虫就会在肠道内不断地蠕动，咬嚼肌肉的神经细胞受到虫子毒素的刺激，引起神经的反射，使人产生了磨牙的举动；二是由于白天过于疲劳，尤其是运动量过大，神经系统受到过度的刺激，长时间得不到休息，晚上不能安静地

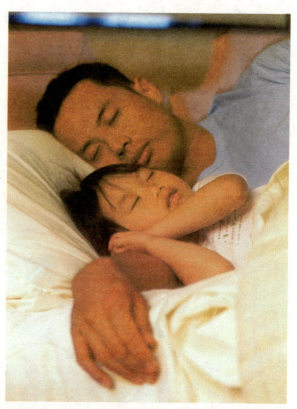

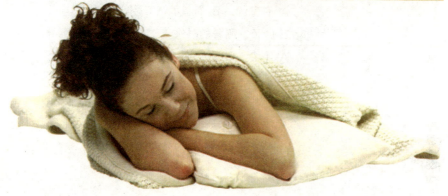

睡觉，就会出现磨牙现象。

除此以外，精神过度紧张或兴奋，也会刺激大脑皮层的相应部分产生一个兴奋区，导致咀嚼肌过度紧张；或者是上下牙齿长得不规范，牙齿排列不齐或畸形，引起咬合障碍，通过增加上下牙齿的磨动，来除去咬合障碍等，这些情况都会导致入睡以后磨牙。磨牙是有害的，如果磨牙次数过多，时间过长，就会严重损伤牙齿的组织结构，造成牙齿缺损。

人嘴里的"鱼鳞"

你绝对不会相信，我们嘴里会有"鱼鳞"，不过，按照科学家的说法，人类的牙齿可能就是古代海洋中鱼类身上的硬鳞片，他们认为，在进化过程中，鱼鳞逐渐改变了位置和形状，变成了牙齿。

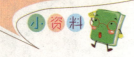

1. 磨牙对身体健康是（　　）。

　A 有害的　　B 有益的　　C 没影响的

2. 白天，醒着的时候（　　）像晚上一样磨牙。

　A 不会　　B 会　　C 有时会有时不会

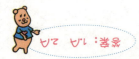

答案：1.A　2.A

32 为什么咬嘴唇不好？

咬嘴唇是一种坏习惯。正常情况下，牙齿位于唇舌之间。舌肌和唇颊肌的压力在牙齿内外处于平衡状态，可以维持牙齿的正常排列和嘴唇的自然形态。咬下嘴唇会使上下门牙受压，这种异常的压力会推动上门牙向前倾斜，压迫下门牙向后移动。结果造成上门牙过度前倾，牙齿间出现缝隙；下门牙又拥挤得排不整齐，上下门牙前后距离扩大。上嘴唇也会被前倾的上门牙拱得向外翻卷而变厚，与下嘴唇难以并拢。结果既影响牙齿的功能，又影响美观。

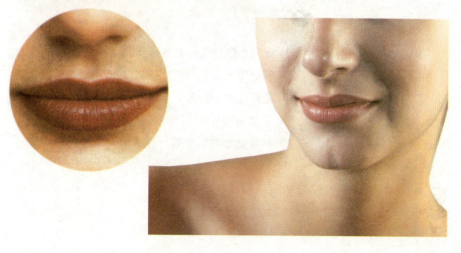

063

人体奥秘一点通

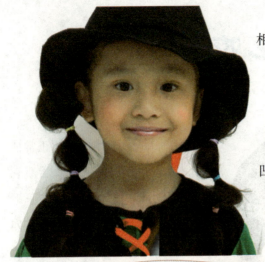

咬上嘴唇恰与上述情况相反，会造成上门牙内龋、排列拥挤，下门牙稀疏和下颌骨前突出。严重者甚至形成门牙反错，俗称"兜齿"、"地包天"，使整个面部显得凹陷。此外，有咬嘴唇的习惯的儿童，唇部常有牙印，容易发生唇炎，应改掉咬嘴唇的不良习惯。

嘴唇为什么是红色的？

我们看到的嘴唇的颜色，并不是嘴唇表皮自身的颜色，而是表皮里血液的颜色。事实上，嘴唇的表皮非常薄、很柔软，而且是透明的。由于血液是红色的，所以我们看到的嘴唇就是红色的。

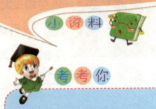

小资料

考考你

1.我们看到的嘴唇颜色是（ ）的颜色。
A 嘴唇表皮   B 表皮组织   C 表皮下血管
2.嘴唇表皮（ ）。
A 非常薄   B 非常厚
C 和其他地方的皮肤一样厚薄

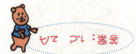

答案：1.C 2.A

33 为什么有的人有口臭?

口臭是嘴里发出来的难闻气味，它对我们的生活和工作都会产生不良的影响。引起口臭的主要原因是口腔疾病。当口腔内有龋齿或者牙的残根、残冠时，食物残渣积聚、嵌塞在牙齿里面，细菌就会大量生长繁殖，患者张口的时候，就会发出腐臭的味道。牙周炎患者的牙面上积存了大量的牙石污垢，牙

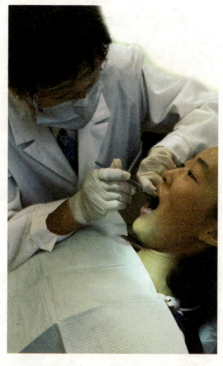

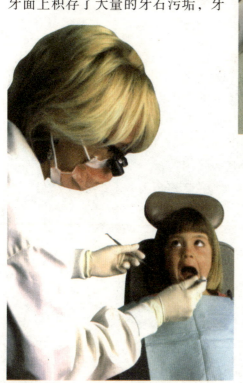

龈充血水肿，患者经常不刷牙，牙齿周围没有得到及时的清洁，导致炎症越来越严重，说话时候就会有难闻的味道。消化不良是引起口臭的另一个原因。当脾胃功能失调的时候，胃肠中的食物就会散发出一股难闻的恶臭。

对于口臭，应该对症下药。

人体奥秘一点通

为了防止患上口臭，应该养成一日三餐后漱口、早晚两次认真刷牙的卫生习惯。

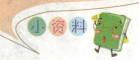

刷牙时为什么要用牙膏？

牙膏是一种口腔清洁剂，我们刷牙时用牙膏是为了更有效地清洁口腔。牙膏主要由摩擦剂、洁净剂、胶黏剂、防腐剂、芳香剂等组成。如牙膏里加入氟化物，有利于牙齿矿化，增强抗龋力，减少龋齿发生；若加入中草药，可以预防一些牙周疾病。

小资料

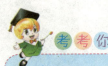

考考你

1. 引起口臭的主要原因是（　　）疾病。
　　A 十二指肠　　B 肠胃　　C 口腔
2.（　　）患者的牙面上积存了大量的牙石污垢，牙龈充血水肿。
　　A 牙龈出血　　B 牙周炎　　C 口臭

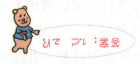

答案：1. C 2. B

34 眉毛为什么不能像头发一样长长？

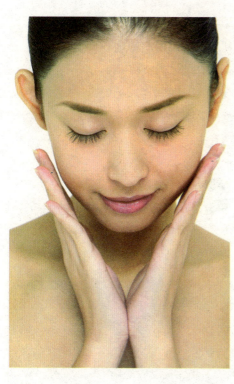

人体各个器官和组织的生长是根据人体的生理需要，非常科学而巧妙地统一安排的。根据科学家研究，人体的毛发长度是由生长头发的毛囊的大小和形状决定的。而且，毛发的生长要遵循一定的周期，根据人体的不同部位，毛发生长的长度会有所不同。因为不同部位的毛发有其各自的毛囊，每个毛囊的生长周期各不相同。同时，每一种类型的毛囊仅能承受一定长度的毛发。它只能长到一定的年龄和一定的长度，经过一段时间后就会脱落下来，之后在脱落的地方再重新长出新的毛发。

眉毛的毛囊比头发的毛囊承受力小得多，当眉毛长到了一定的长度，毛囊承受不了的时候，眉毛就会停止生长而自行脱落。因此，眉毛无法长得如头发那样长。

人体奥秘一点通

我最喜爱的第一本百科全书

068

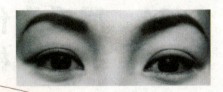

人的眉毛有多少根？

一般而言，人的眉毛约有几百根，我们很容易就看的出有的人多、有的人少，所以它的范围还是比较广的，一般一边的眉毛是在150~225之间，两边就是300~450之间。眉毛的生长期约长2个月，每天仅长0.16毫米，休闲期则长达9个月。

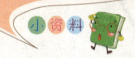小资料

考考你

1. 人体器官的生长是（　）决定的。
A 人的个人喜好　B 人的生理需要
C 完全偶然
2. 眉毛的毛囊比头发的毛囊的生长周期（　）。
A 长　B 短　C 一样

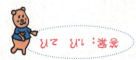答案：1.B　2.B

35　人为什么会长睫毛？

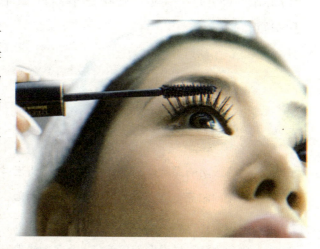

　　睫毛和人身体上的其他毛发一样，是人类进化过程中，为保护人体健康成长而保留下来的。睫毛生长在上下眼睑的边缘，是眼睛的第一道防线，只要任何东西接近眼睛，首先碰到的就是睫毛。当睫毛被碰到，眼睛就会做出闭眼的动作，这样就可以防止空气中的灰尘、沙土等异物进入眼内，从而保护眼睛。睫毛以特殊的弧形向

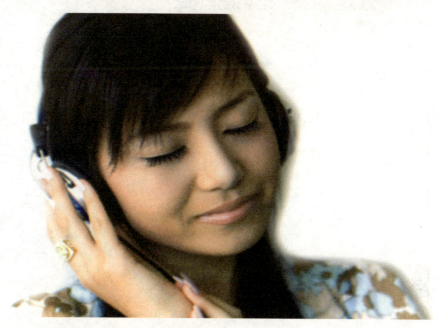

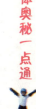

外弯曲，能防止紫外线对眼睛的损害，而且不妨碍视线。闭眼时睫毛可以上下交连而不会刺向眼球。

睫毛在毛发中的寿命最短，只有半年左右的时间。因此，睫毛永远不会长得像头发和胡须那样长，也就不会出现睫毛过长妨碍视觉的情况。患了沙眼，可引起"倒睫"，使睫毛内翻刺向眼球，损害角膜，这就需要手术矫正。

白内障是怎么形成的？

透明的晶状体渐渐变得浑浊，阻碍光线到达视网膜而使视力大为降低，叫做白内障。一般的老化过程似乎是白内障最常见的原因。因为白内障形成没有任何疼痛，大多数患者没有任何觉察。有的白内障是先天性的，如母亲怀孕的前三个月感染风疹所致的白内障。

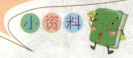

小 资 料

考 考 你

1.睫毛是以（ ）弯向前方的毛发。
A 直线形　B 弧形　C 三角形
2.睫毛生长在人的（ ）眼睑的边缘。
A 上　B 下　C 上下

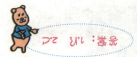

答案：1.B 2.C

36　眼泪为什么是咸的？

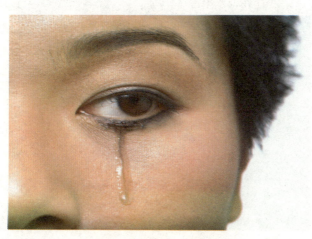

　　盐在人体内分布很广，有的存在于细胞液中，有的在细胞外的液体中，如血液、汗液、唾液等。据科学家用微量分析的方法发现，人的泪水中含有99%的水分，其中只有1%是固体，而这固体中又有一半以上是盐分，因此眼泪才有咸味。

　　在眼球的外上方有一个小手指大小的腺体，叫泪腺，眼泪就是以血液为原料，再由泪腺加工而成的。因此泪水中自然就会含有盐。盐在血液中约占0.9%，但是在泪水中约占0.6%，所以每次当泪水流入嘴里，会觉得咸。

071

　　泪水中不仅含有盐，还含有能够溶解细菌的酶，它对眼睛有杀菌和消毒的作用。另外，眼珠表面经常有一层薄薄的眼泪，这能润湿角膜，避免眼珠干燥、混浊。除了睡觉外，泪腺能不停地制造眼泪。可我们却感觉不到眼泪，这是因为平时这些眼泪都通过眼角处的鼻泪管流到鼻腔里去了。

为什么人会常常眨眼睛？

眼睛是人体最"娇气"的器官，俗话说眼睛里不揉沙子就是这个意思。其实，人体许多器官对外界的反应都有一种自我保护的能力，眨眼就是其中的一种。眨眼的时候，眼泪能把眼球表面的细微灰尘洗掉，保持了眼部的清洁。另外，眨眼也是眼睛休息的一种方式。

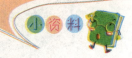

小资料

考考你

1. 眼泪中含有（　　）水分。
  A 50%　B 99%　C 100%
2. 盐在泪水中占（　　）。
  A 1.0%　B 2.0%　C 0.6%

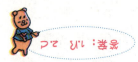

答案：1.B　2.C

37　为什么疲劳过后眼圈就会发黑?

人疲劳后眼圈发黑会有以下两种情况。

第一种是因为过度疲劳或睡眠不足而引起的。它使眼皮在很长时间内紧张收缩，使眼圈皮肤里的毛细血管充血。而眼圈皮肤的皮下组织很松弛，如果毛细血管的充血量一多，血液流动就不顺畅了，加上眼圈皮肤又很薄，

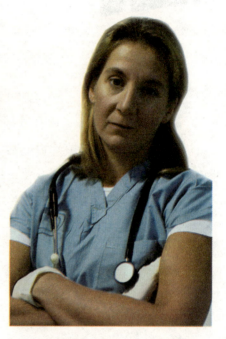

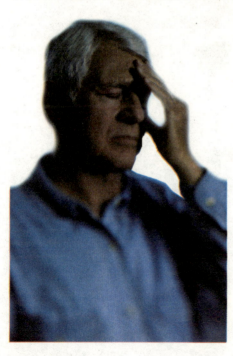

于是眼圈出现青黑色。这类的情况，只要好好睡上一觉，黑眼圈很快会消除。

第二种是体内某个脏器有问题，最有可能的是得了肾脏病。肾脏的细胞组织内存在一种黑色素，肾功能衰弱后，黑色素就会表现出来，眼圈就会发黑。另外如果是内分泌或心血管方面的疾病，也会引

人体奥秘一点通

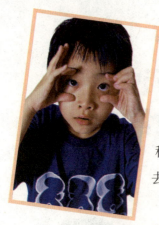

起身体里血液循环不正常，由于眼圈皮肤毛细血管长时间地充血，所以使黑色素沉淀下来。

总而言之，眼圈发黑是一种"信号"，它让你知道疲劳过度，应该多注意休息；更可能是一种"警告"，告诉你可能得了某种疾病，要快点去医院检查！

看眼知健康

眼睛是心灵的窗口，而且，眼睛也是反映自身健康的一个风向标。如果眼白转为淡灰色，可能有消化不良的毛病；眼白上有蓝斑，腹中可能有寄生虫；肝胆有病时，眼球会发黄。

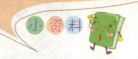

 考考你

1. 眼圈周围的皮肤（　）。

A 很薄　B 很厚

C 和身体其他地方的一样

2. 眼圈发黑是一种（　）的"信号"。

A 疲劳　B 用眼过度　C 眼皮有病

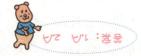 答案：1.A　2.A

38 为什么眼睛在眨动时还能看见东西？

眼睛眨动是眼睛对自己的保护，因为眼珠需要湿润，眨动眼睛，眼皮就能把眼泪均匀地抹在眼珠上，使眼珠湿润。同时能把掉进眼睛里的灰尘冲洗掉，保持眼睛的清洁、舒适。

人的眼睛由眼球和眼眶、眼睑、泪器等附属器官组成。眼球是最主要的部分，它近似球形，包括眼球壁、眼内腔和内容物、神经、血管等。眼睛之所以能看见事物，光起了很大的作用。比如在看书的时候，是

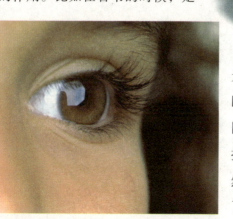

光先照射到书上，再反射进入眼睛，将光线聚集到视网膜上。因为视网膜上有感光细胞，能把光线的刺激转变成神经信息，然后传递到大脑，这样就形成了视觉，人就可以看见外界物

人体奥秘一点通

我最喜爱的第一本百科全书

076

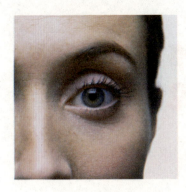

体了。

　　人在晃动的情况下，依然可以看见物体，这是因为人耳深处的半规管可以感知人的动作，再通过小脑进行信息处理，指挥眼球上的六条肌肉协调运动，使人即使是晃动头部也能阅读。

眼睛和照相机的对比

　　照相机的光圈和眼睛的虹膜相似，能控制光线进入，眼睛和照相机的镜头都会产生颠倒的物像，但两只眼睛所看到的范围在脑子的帮助下，能把物像变成正的，并且使物像产生立体感，而照相机则不行。

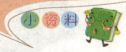

1. 通常，眼睛眨动，人（　）感觉到。

A 不能　B 能　C 很容易

2. 眨动眼睛可以保持眼睛的清洁，主要是靠（　）。

A 眼泪　B 眼珠　C 眼皮

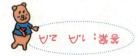

答案：1. A　2. A

39 为什么会流眼泪？

人体内一个神经与另一个神经之间，传递兴奋要靠一种媒介——中枢递质来完成。如果这种中枢递质过多，便会引起过多的神经冲动。为此，体内一定要产生一种相应的分解酶来分解过剩的中枢递质。一旦中枢递质过多，分解酶不能把它们全部分解掉，就要靠眼泪来把它排出体外了。

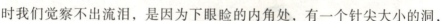

在人的眼睛上方，有一个泪腺，除了睡觉外，能不停地制造眼泪。平时我们觉察不出流泪，是因为下眼睑的内角处，有一个针尖大小的洞，连通鼻腔，眼睛分泌的泪水，除一部分被蒸发外，其余的就经过这个小洞流到鼻腔里。流泪时，眼睛周围的微血管会充血，同时小肌肉为保护眼睛而收缩，导致泪腺分泌眼泪。对人体而言，眼泪是没有任何副作用的产品，它能

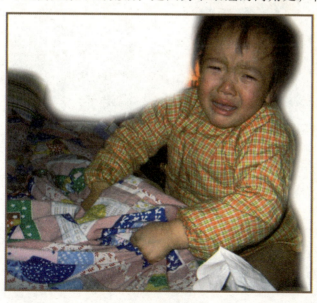

人体奥秘一点通

保护冲洗眼球表面的尘土，保持眼睛清洁，防止细菌生长。同时，它还能起到润滑作用，使角膜保持湿润和透明。

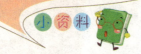

人体中哪些部分含有盐？

我们身体里的不少地方都有盐：除眼泪里面有盐外，鲜红的血液里也有盐分，甚至人出的汗水也是咸的，只不过有的地方盐多一些，有的地方盐少一些。

考考你

1. 人体神经和神经之间靠（　　）传递兴奋。

A 中枢递质　B 血管　C 神经末梢

2. 眼泪对眼睛来说（　　）副作用。

A 有　B 没有　C 有时有、有时没有

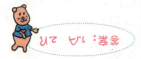

答案：1.A　2.B

40　近视是怎么回事？

光线进入眼睛，经眼球产生弯曲与折射，在视网膜上形成影像，这个过程称为屈光。能够正常屈光、准确对焦的眼睛，称为正视眼。近视、远视和散光均属于屈光不正，但近视患者的比例比远视和散光患者多。

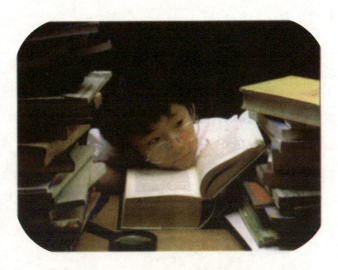

近视还可以再细分为多种类型：按病因分为轴性近视和屈光性近视两大类；按病程进展和病理变化可分为600度以下的单纯性近视和600度以上的病理性近视两大类。正常的眼睛看东西时，景物反射的光线进

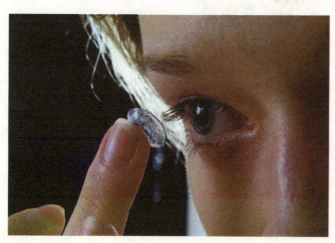

入眼睛，经屈折后，聚焦在视网膜上，形成清晰的影像。近视患者的眼睛，因眼球过长，远方的光线只能聚焦在视网膜前，故远距离的影像便变

人体奥秘一点通

得模糊，如同照相机没有正确对焦一样。

小孩为什么有近视呢？原因有以下几点：一是儿童眼球发育过快过长，使眼轴过长；二是不正确的用眼习惯，如看近物过久或看得太近，导致睫状肌痉挛，晶状体变凸，折光率变大。

为什么不宜在强光下看书？

我们每一个人的眼睛里都有一层很薄的"视网膜"，它是由无数能感光的细胞和神经细胞组成。如果我们在大灯泡的台灯下或强烈的阳光下看书，强烈的光线会刺激眼睛的感光细胞和神经细胞，这样会使眼睛疲劳、头昏、眼花。时间一长，会伤害视网膜，伤害眼睛。

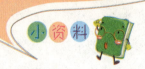

考考你

1. 单纯性近视主要指（ ）度以下的近视。
A 400　B 600　C 800
2. 近视按病因分为轴性近视和（ ）。
A 单纯性近视　B 屈光性近视
C 病理性近视

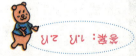

答案：1.B　2.B

41　为什么近视镜的度数应该及时调整？

患上近视的人需要通过配戴眼镜来调节，然而近视的屈光度数并不是一成不变的，一旦有了新的变化，如果没有及时调整眼镜的度数，就会加大近视的程度。

根据配戴眼镜以后视力的变化程度，可以把近视眼分为进行性近视和非进行性近视两种类型。非进行性近视眼的人配戴上眼镜之后，一般不再发生变化，或者只是发生轻微

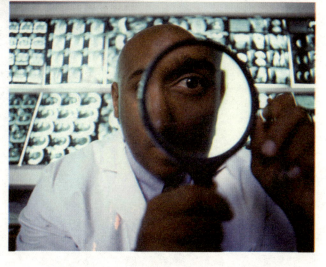

的变化，这种情况不需要更换眼镜片。进行性近视眼的人即使戴上眼镜，近视的度数还会发生变化，处于近视的度数不断增加的状态。当近视度数增加到一定程度的时

人体奥秘一点通

候，就需要更换镜片的度数了。对于近视眼患者，需要定期做视力检查，最好每隔半年进行一次，如果发现视力有了变化，就应该及时调整镜片的度数。

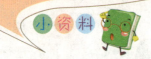

为什么做眼保健操能预防近视？

眼保健操是针对造成近视眼的原理，运用医学中的推拿、穴位按摩等方法，综合而成的预防近视眼的措施。眼保健操对穴位按摩，就是起到排除障碍的作用，使经络疏通，通过神经的反射，加强整体组织的新陈代谢，改善和增进眼部血液循环，从而起到预防近视的作用。

小资料

082

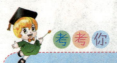

考考你

1. 根据配戴眼镜以后（　　）的变化程度，可以把近视眼分为进行性近视和非进行性近视眼两种类型。

　　A 度数　　B 视力　　C 眼睛

2.（　　）近视眼是不需要更换眼镜片的。

　　A 进行性　　B 非进行性　　C 所有的

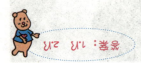

答案：1.A　2.B

42 为什么有人分不出红和绿？

眼睛之所以能看见五彩缤纷的世界，是因为在眼睛后部的视网膜上，有一种叫圆锥的感光细胞，它含有对颜色敏感的色素，因此能感受色彩。正常人的圆锥细胞里有三种感光色素，它们能对红、蓝、绿三种原色产生反应。当各种颜色的光折射到视网膜上时，这三种色素就会受到相应的刺激。由于接受刺激的强弱程度存在着差异，因此当它们在眼内被调和在一起后，便使人感受到了各种

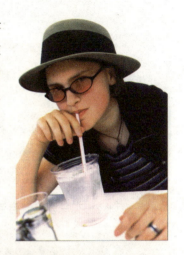

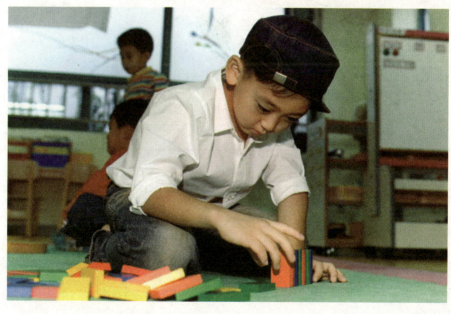

人体奥秘一点通

不同的色彩。

如果感光细胞缺乏这三种视觉细胞中的一种，就不能辨别相关的颜色。如果视网膜上缺乏能感受红色的细胞就是红色盲，不能分辨绿色的是绿色盲，这三种都不能分辨的叫红绿色盲。除部分红绿色盲以外，还有全色盲的人，他们看的一切都是灰色的。

色盲是一种遗传性的先天缺陷症，是染色体上的一个基因有缺陷导致的，色盲大多数无法医治，但不影响正常生活。

视网膜

视网膜简称网膜，是眼球最内层的薄膜，由神经组织构成。外面跟脉络膜相连，里面是眼球的玻璃体，是接受光线刺激的部分。如果视网膜上的感光神经出现异常，就会引起视力问题。

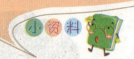

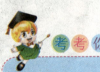

1.正常人的圆锥细胞里有（　）三种感光色素。

A 红、蓝、绿　　B 红、黄、绿

C 红、蓝、黄

2.不能分辨三种基本感光色素的叫（　）。

A 红绿色盲　　B 全色盲　　C 绿色盲

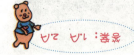

答案：1.A　2.B

43 人类的色觉是 怎样产生的？

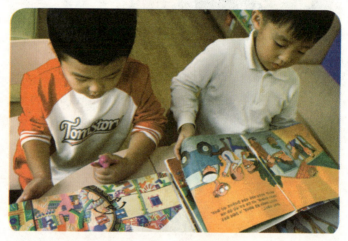

　　十八世纪末，科学家们认识到色觉是三色性的，就是说任何一种颜色都可以由红、绿、蓝三种基本色调调配而成。白色是由三种基色等量混合而成的。1802年，英国的物理学家杨·丁提出，人的视网膜中可能存在着与三种基色相对应的三种感受器，我们看见的颜色，就是由这三种感受器兴奋的相对程度决定的。

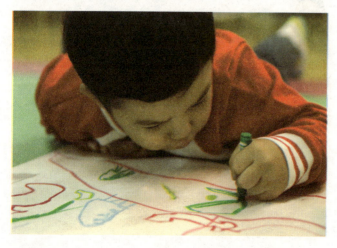

　　人眼睛的视网膜是由上亿个神经细胞组成的，它的光感受器按照形状的不同，可以分为两种类型：一种称为视杆，呈杆形，和明暗感觉有关，不参与色觉；一种

人体奥秘一点通

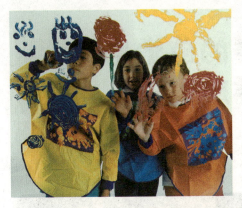

称为视锥,呈锥形,可以辨别颜色。在光感受器中含有对光敏感的视色素,视色素不见光时呈紫红色,经过光线照射后会发生一系列化学反应,使光感受器兴奋并产生电信号,经过视神经网络处理后,将信息传到大脑,就产生清晰的可以区别的视觉。

为什么有的人晚上看不清东西?

有的人一到晚上就看不清东西,这是因为他的身体里面缺乏维生素A。我们的视觉细胞有两种,其中感受暗的杆状细胞一旦缺乏维生素A,就无法正常工作。所以患夜盲症的人只要多吃含维生素A的食物,如胡萝卜、鱼肝油等就能恢复。

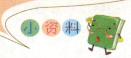

考考你

1.十八世纪末,科学家们认识到色觉是( )色性的。

　　A 四　B 三　C 二

2.( )是杆形,和明暗感觉有关,并不参与色觉。

　　A 视杆　B 视锥　C 视色素

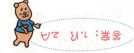

答案:1.B 2.A

44　眼皮为什么跳？

　　人全身的肌肉都是受神经支配的，这些神经都通向脑和脊髓。眼皮里面有肌肉，有的从上到下，它们收缩一下，可使眼睛睁开；有的围着眼睛排成一圈一圈的，它们收缩一下，可使眼皮闭合。这些肌肉分别归第三对和第七对脑神经指挥。如果这两对神经有了什么问题，眼皮的活动就会受到影响。比如有一种"面神经麻痹"的病，就是第七对脑神经失去了作用，眼睛就闭不紧，即使睡着了，眼睛也是半睁着的。相反，如果脑子里管理这两对神经的细胞活动过多，眼皮里的肌肉就会发生一阵阵的收缩，这就是引起眼皮跳动的原因。

　　眼皮出现频繁跳动时，可闭上眼睛休息一下，或用热毛巾敷一下眼睛，以缩短眼皮跳动的时间。如果经常反复发生，可能脑神经受到过度刺激，应该到医院检查。

人体奥秘一点通

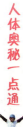

在什么情况下眼睛就要及时检查?

如果眼睛刺痛，持续性地流泪或眼睛干涩、视觉模糊、视力部分或全部丧失，或是看物象出现彩色光环，就要及时去医院检查。

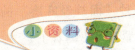

小资料

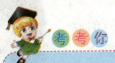

考考你

1. 使眼皮闭合的肌肉由第三对和第（　）对脑神经指挥。

　　A 七　　B 十二　　C 三

2. 第（　）对脑神经失去了作用，人的眼睛就闭不紧，即使睡着了，也是半睁着的。

　　A 十二　　B 三　　C 七

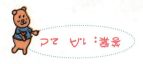

答案：1. A　2. C

45 为什么有人长"斗鸡眼"？

斗鸡眼是一种病，是斜视的一种。人的眼睛会动，是因为有几对肌肉在起作用，这几对肌肉的力量在正常情况下是平衡的。因此，正常人的双眼注视同一物体时，物体分别在两眼视网膜处成像，并在大脑视中枢重叠起来，成为一个具有立体感和完整性的单一物体，眼睛的这个功能叫双眼单视。如果这几对肌肉的力量不平衡，或者由于大脑内部的疾病等原因，就会引起两眼不能同时注视目标，出现

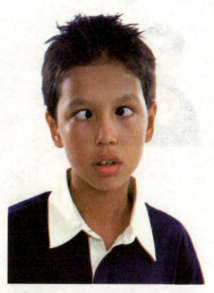

只有一只眼睛对准目标物体，而另一只眼睛却偏向目标一侧的现象，这就是斜视。

斜视有很多种，最常见的是眼球向内偏斜，医学上称内斜视，俗称"对眼""斗鸡眼"。眼球向外偏斜，称外斜视，俗称"斜白眼"。

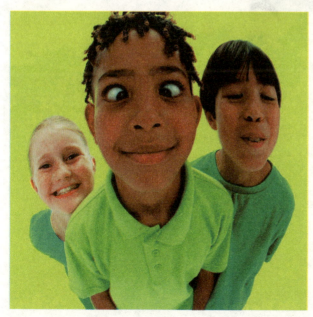

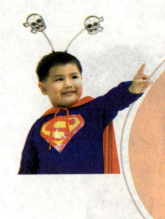

吃出眼睛健康

吃饭人人不可少，我们从一日三餐吃出眼睛健康，维生素A、B2、C、E和胡萝卜素、钙、锌、蛋白质就是保护眼睛的"灵丹妙药"，富含营养的瘦动物肉、禽肉、动物内脏、鱼虾、奶蛋、豆类、新鲜蔬菜和水果等都具有保护眼睛的作用。

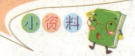

小资料

考考你

1. "斗鸡眼"是两个眼球（   ）。
A 同时向中间偏　　B 同时向两边偏
C 偏斜方向不同
2. "斗鸡眼"是（   ）的一种。
A 斜视　　B 弱视　　C 近视

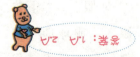

答案：1.A　2.A

46 为什么眼睛不怕冷？

天冷了，人的身体会用棉衣、棉裤、棉鞋、厚袜子、帽子等来保暖，而眼、鼻、口、耳等需要接受外界信息，保温是比较困难的。耳朵和鼻子突出在头部表面，体积小，但接触空气的面积大，因此热量很容易散发。尤其是耳朵，它只是薄薄的一片，两面都是皮肤，与空气接触后，耳朵本来就很少的热量很快就散失了，而且耳朵里分布着末梢毛细血管，越是到毛细血管的末梢，血液越少，能量和热量也就越少。再者，耳朵虽然相对于身体其他部位体积小，但相对表面积却很

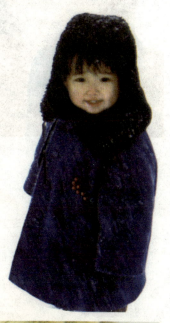

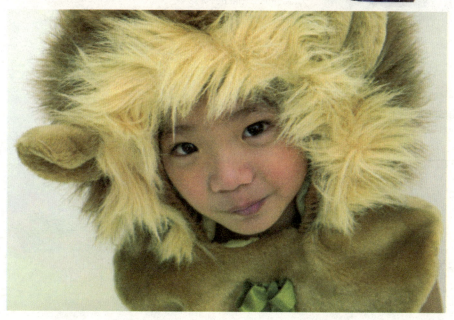

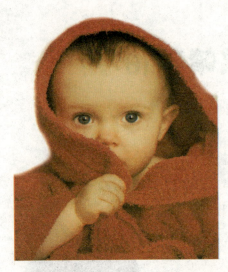

大，所以热量最容易散失。

同时，眼珠前面有一层眼角膜，它不含血管，几乎没有什么散热能力，但能起到缓冲寒冷传导到眼球里的作用，所以热量散失得比较少而且很慢。除此以外，眼珠前面还布满柔软的眼睑，能挡住寒风，使眼珠在寒冷中保持一定的温度。因此眼球尽管露在外面，但不怕冷。

眼睛的构造

眼睛的构造比较奇妙，在构成眼球的角膜、结膜、虹膜上，分布着许多极其敏感的神经，但这些神经只掌管了眼珠的触觉和痛觉，却没有掌管冷、暖的感觉。

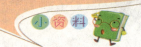

1. 眼珠上（　）掌握冷暖的神经。

A 有很多　B 有但很少　C 没有

2. 眼角膜（　）血管。

A 含有很多　B 含有很少　C 完全没有

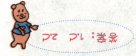

答案：1.С 2.С

47　为什么多看绿色对眼睛有好处？

在工作和学习的时候，看一看窗外郁郁葱葱的树木和绿油油的草丛，对眼睛有好处。这是因为颜色对人的情绪有影响：过分鲜艳的颜色会使人容易产生倦怠；而过分暗淡的颜色又会使人情绪低沉。

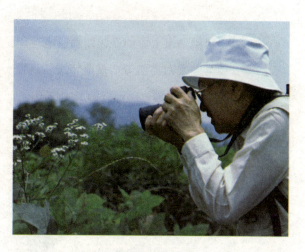

不同的颜色会带给人不同的感觉：红色和黄色对光线的反射比较强，让人感觉刺眼。眼睛如果长期受到强光的刺激，就会形成近视眼。而绿色对光线的吸收和反射适中，能让人感觉清爽、平静，这对人体的神经系统、大脑皮质和视网膜组织比较适合，

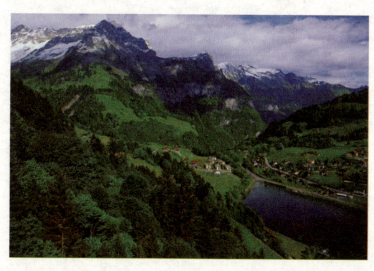

人体奥秘一点通

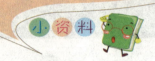

能起到解除眼睛疲劳和保护眼睛的作用。绿色不仅能吸收强光中的紫外线，还能够减少强光对眼睛的刺激，所以，绿色对眼睛有好处。

什么是视力受损？

视力损伤最主要的是眼睛器官老化所致，但某些视力损伤可能是遗传造成。视力的受损程度不同，所造成的影响也不同，尤其是儿童出现的视觉疾病，及早进行诊断和纠正是很重要的，因为它会影响孩子的学习和生长。

小资料

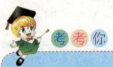

考考你

1.红色和（　）色对光线的反射比较强，让人感觉刺眼。

A 绿　B 蓝　C 黄

2.（　）色对眼睛有好处。

A 绿　B 蓝　C 黄

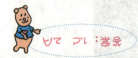

答案：1.C 2.A

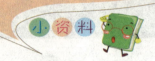

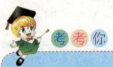

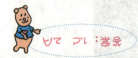

094

48 为什么剪指甲不痛？

　　人之所以能感觉到痛，是因为人的身体里面有专门管疼痛的神经系统。这个系统主要是靠皮肤里的神经末梢和血管来感应的，一旦皮肤上发生异样，神经末梢立即将疼痛感迅速传向神经系统，由神经系统传达给大脑，大脑再发出疼痛的命令，这样才会感觉到疼痛。人的指甲上没有血管，也没有神经，所以剪指甲是不会感觉到疼痛的。

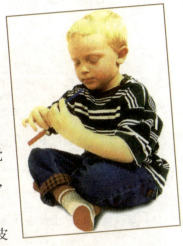

　　指甲是角质蛋白组成的，它由身体的表皮细胞演变而来。表皮细胞从出生到死亡，一直都在不停地进行新陈代谢。只要有新的角质蛋白产生，就会把指甲向外推，因此，指甲就会一直不

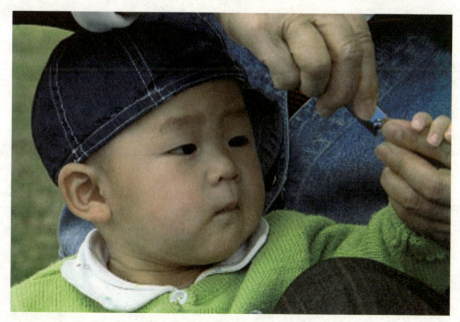

停地生长。

做事的时候，总不能缺少手的帮助，只要室内有灰尘，长指甲缝里就很有可能成为污垢和细菌的藏身之处。如果不经常清洗，这时若抓伤皮肤极易造成继发感染，传染上疾病。同时，长指甲加大了抓伤皮肤的可能性，所以指甲要常剪。

为什么手能感觉到疼痛？

人的皮肤表面有许多神经末梢，它们能感受到冷、热、痛等感觉。手被扎了，这个信息通过神经迅速传达给大脑，大脑再通过神经告诉手收回来，免得继续被扎。这种信息传递的速度非常快。所以，手一被扎，马上就收回来了。

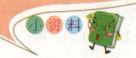

1. 人身上（　　）专门管疼痛的神经系统。
　A 没有　B 有　C 因人而异
2. 疼痛的感觉最先是（　　）感应的。
　A 神经末梢　B 神经系统　C 血管

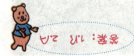

答案：1.B　2.A

49 手指为什么比其他部位敏感？

手是人体最敏感的部位。手可以帮助人们完成许多复杂的工作，比如编织、剪纸、绘画等，还可以帮助人们感知物体的形状、温度、光洁度等。

人的皮肤上有许多神经末梢"感受器"，能把冷、热、痛等信号传

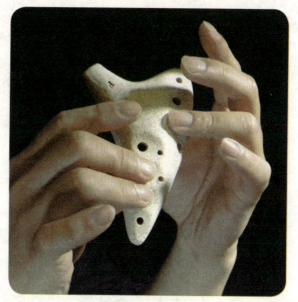

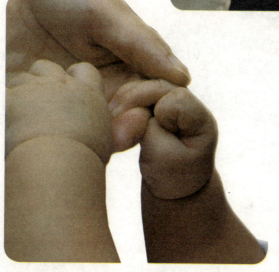

递到大脑，再经过大脑的判断做出决定。据统计，人体皮肤上每平方厘米大约有 12 个感受热的"感受器"，100～200 个感受痛的"感受器"，25 个感受冷的"感受器"。这些"感受器"并没有平均分布在皮肤的各个部位，而是在手

指、嘴唇、脚底等部位多一些，所以这些部位就比较敏感。

盲人的手指的敏感度明显比一般人要强，他们靠手指触摸盲文纸上凹凸不平的小颗粒，可以流利地"阅读"盲文。一般人对手的触觉的依赖程度远不如盲人。当人患上某种疾病的时候，例如，麻风病患者，就会丧失触感，感觉不到痛、冷、热等。

为什么洗澡时手指和脚趾会起皱褶？

洗澡时在水里泡的时间长了，就会发现手指和脚趾的皮肤起了许多皱褶，这是因为手上和脚上的皮肤比较厚，表层的细胞特别容易吸收水分。于是，就出现了很多皱褶。

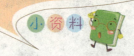

小资料

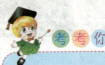

考考你

1.（　）是人体最敏感的部位。

A 手指　B 嘴唇　C 脚底

2. 人体皮肤上每平方厘米大约有（　）个感受热的"感受器"。

A 13　B 12　C 11

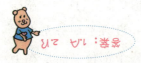

答案：1.A　2.B

50 为什么坐久了手脚会发麻?

坐时间长了，手脚就会有发麻的感觉，这是什么原因呢?

我们的身上布满了神经，这些神经有明确的分工，有的负责冷热，有的负责身体活动等。全身的神经都和大脑相连，神经把感受到的冷或热等各种感觉回报给大脑，大脑做出判断，再通过神经来指挥全身的活动。比如说把手放进水中，如果感觉太热，大脑就会指挥

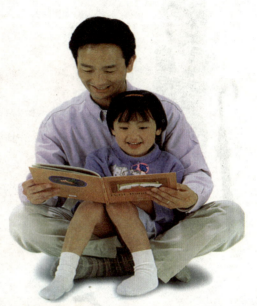

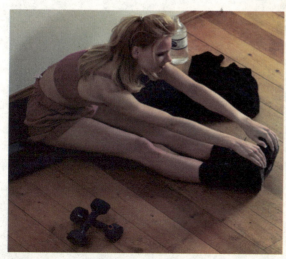

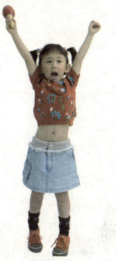

神经把手赶快缩回来。

　　胳膊和腿上有几根比较大、比较粗的神经。胳膊上有尺神经，腿上有股神经、坐骨神经等。这些神经有的在肌肤的深处摸不到，有的就在皮肤下，用手可以摸得到。比如在我们的胳膊肘里侧骨头间的附近，有一根很粗的神经，有时候不小心碰到它，手就感觉到麻，所以这条神经就叫做麻筋。

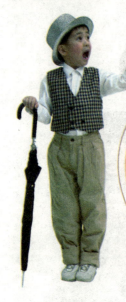

人为什么会感到腿发麻呢？

　　一个人长时间地保持一种姿势不变，血液流动就不会顺畅，时间过长还会对器官构成危害，不仅如此，长时间地保持一种姿势也使某些神经受到压迫，即人们通常所说的酸麻现象。

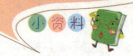

　　1. 全身的神经都和（　　）相连。
　　A 大脑　B 小脑　C 脑干
　　2. 在我们的胳膊肘里侧骨头间的附近，有时候不小心碰到它，手就感觉到麻，所以这条神经就叫做（　　）。
　　A 坐骨神经　B 麻筋　C 尺神经

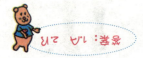

答案：1.A 2.B

51 有人为什么会有灰指甲？

指甲对手指、脚趾都具有一定的保护作用，指甲是由一种硬角质蛋白组成的，是从表皮细胞演变而来的，表皮细胞不断地进行新陈代谢，新的角质蛋白不断产生出来，因此指甲不停地生长。

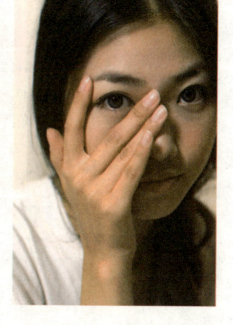

正常的指甲透明发亮、表面光滑。如果指甲变得发灰带黄，或者变成棕色，而且变得很厚，没有光泽，表面粗糙，那就是得了甲癣病，又叫"灰指甲"。

灰指甲是一种病，在医学上称为"甲癣"。灰指甲是小病，对人没有多大的害处，但若毁坏了指甲，手指头就失去了保护，这不仅给人的日常生活造成不便，而且还会影响美观。

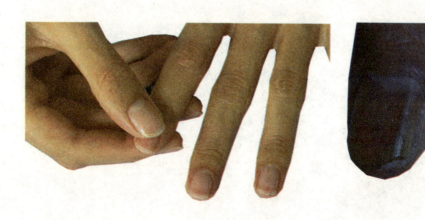

101

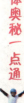

引起灰指甲的罪魁祸首是霉菌，常见的有红色毛癣菌、石膏样毛癣菌、絮状表皮癣菌和念珠菌等。它们在指甲上生长繁殖，使指甲变质、发脆。灰指甲在气温高、湿度大的地区发病率较高。

角质蛋白一般存在于哪些地方？

指甲是由角质蛋白生成的，角质蛋白不仅仅是指甲的原材料，头发也是由角质蛋白生成的，还有动物的爪子和角质都是由角质蛋白生成。

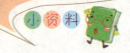

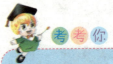

1.引起灰指甲的罪魁祸首是（　　）。

A 霉菌　B 细菌　C 真菌

2.得了灰指甲，指甲就会（　　）。

A 变厚　B 变薄　C 不变

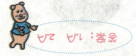
答案：1.Ａ　2.Ａ

52 为什么拇指仅有两节?

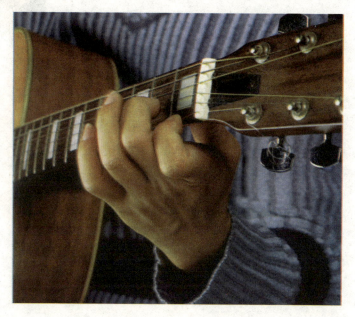

拇指的两节结构完全是人类进化的结果。类人猿用四肢爬行，拇指短小，不能弯折活动，主要依靠三节长的手指来进行攀援活动。类人猿直立行走后，下肢专门用来负重行走，上肢用来拿工具劳动，拇指就渐渐粗壮有力起来，具有了发达的肌肉，并和其他四指对称活动。

为了适应拇指的活动，拇指处的掌腕关节形成了鞍状关节面，而且由三节变成了两节，使拇指可以进行伸屈、收展和旋转。拇指的这种结构，可以使它发挥最大的力学作用，以完成按、持、捏、夹、钳等很多动作。事实上，大拇指也有三节，只是这第三节已下移，与掌骨融合在一起，所以只能显示两节。若拇指仍然保持三节长，活动便不可能兼备灵活和稳健这两个优点了。而拇指有三节的人，偶尔也可见到，这属于返祖现象，是一种先天性的畸形。

103

人体奥秘一点通

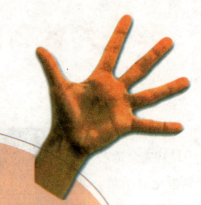

什么是对掌运动?

对掌运动是第一掌骨外展、弯曲和旋内运动的总和，其结果是使拇指尖能与其他各指掌面接触，这是人类劳动进化的结果。它使手形成了一个抓捏的姿势，大拇指与食指精确地抓取动作，有助于人操作一些小物体。

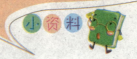

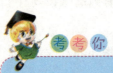

1. 人的祖先的拇指有（ ）节。

A 4　 B 3　 C 2

2. 拇指比其他手指（ ）。

A 粗壮有力　　 B 粗壮无力

C 细长有力

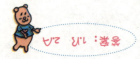

53　为什么大多数人习惯用右手？

人的大脑分为左右两半球。左半球控制身体的右侧；右半球控制人的左侧。在某些高级功能上，如语言功能更多地依赖左侧大脑半球，故而左半球被称为优势半球，具有从事文字符号分析方面的优势。而另一半球似乎是非优势的，却具有认识空间关系方面的优势，如识别人的面貌、物体、音乐主旋律等。有70%的人左脑占优势，故习惯使用右手的就成了大多数。

但还有一种情况，就是在孩子的成长过程中，家长

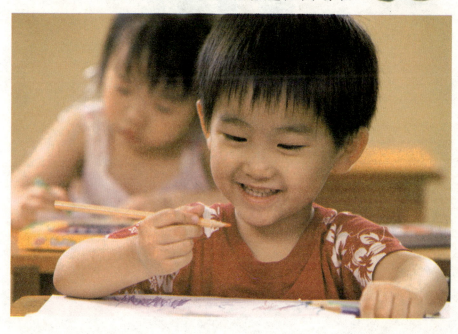

人体奥秘一点通

在启蒙阶段教孩子说话、计数、计算等技能，这些都属于逻辑能力，由大脑的左半球控制。久而久之，大脑的左半球就较发达，所以大多数人都习惯使用右手了。另外，写字、拿工具用右手是被大众所接受的标准的方法，用左手就得纠正等传统观念也是原因。

为什么锻炼左手有助于发展智力？

人的大脑分为左右两半球，左半球控制右手，右半球控制左手。大多数人习惯用右手，所以左半球比较发达，而右半球则相应落后。加强左手、左侧身体训练，可使右半球大脑得到锻炼，促进智力发展，使自己不仅有一双灵巧的双手，而且可以使身体行动更加迅速、思维更加敏捷。

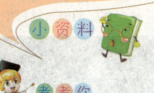

小·资·料

考 考 你

1.写字是以用（　）为标准。

A 左手　B 右手　C 两手都可以

2.人使用左手还是右手（　）天生的。

A 完全是　B 完全不是

C 不完全是

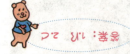

答案：1.B 2.C

54 为什么有的人是左撇子？

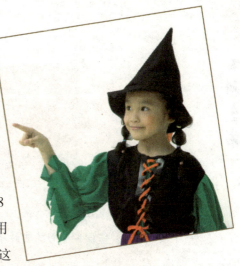

大多数人都习惯用右手，但是也有少数人喜欢用左手，这种情况被人们称为左撇子，也叫做左利手。世界上大约有90%的人都是右利手，其余的10%是左利手和两利手，而且这种现象只限于人类。科学家们发现，人在出生后16～20周的时候乐于使用左手，28周以后就成为双利手，36周以后再次爱用左手，40～44周后成为右利手。经过这样的几次循环以后，大概到7～8岁以后才能定下来不再变化。

为什么会有人称为左撇子呢？科学家们认为遗传因素具有很大的影响。据调查，如果父母双方都是左撇子，子女中出现左撇子的几率就会达到45%～50%。如果父母双方有一方是左撇子，这个几率就下降到

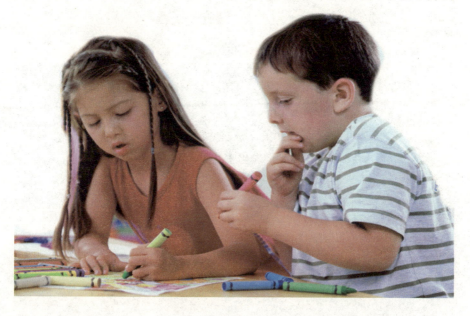

人体奥秘一点通

16% ～ 18%。如果父母双方都不是左撇子，子女是左撇子的就不会超过 2% ～ 6%。在一些神经发育不全、口吃、阅读障碍或癫痫等疾病的儿童中，左撇子的比例高于正常人。

为什么经常干粗活的人手上就会长老茧？

皮肤具有韧性和弹性，对外界的撞击能起到缓冲作用。经常干粗活的人，手上就会长一层老茧，这实际上是皮肤的一种保护本能，使皮肤表皮局部增厚，能保护里面的皮肤不受伤害。

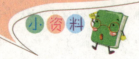

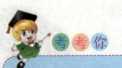

1. 世界上大约有（　　）的人都是右利手。
A 90%　　B 80%　　C 79%

2. 如果父母双方都不是左撇子，子女就不会有超过（　　）的左撇子。
A 45%-50%　　B 16%-18%　　C 2%-6%

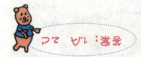

答案：1.A 2.C

55　人为什么会感到饱和饿？

当人饥饿的时候，就会感到肚子里空空的，胃里一阵阵痉挛，眼花耳鸣，四肢无力。这时如能饱餐一顿，就会神清气爽了。可是人为什么会有饥饿感和饱的感觉呢？

饥饿感是人体内热量正在减少的信号。人体内储存的碳水化合物，半天的时间就会消耗掉，这个时候就必须补充

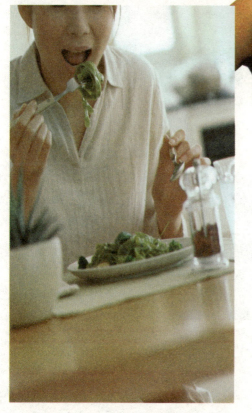

食物来维持身体正常运行所需要的能量。如果人体在很长的时间内，不补充食物而又在不断地消耗体能的话，人体内的血糖浓度就会下降，大脑对血糖的变化十分敏感，立即会发出摄食的信号。在人的中枢神经中，有"饱神经"和"饿神经"，

人体奥秘一点通

在正常情况下，它们微妙地平衡着进食和停止进食的行为。人并不是一生下来就有食欲，婴儿只有饱和饿的感觉，没有成人的食欲和分辨各种美食的能力。

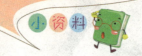

为什么饭后不能立即做剧烈运动？

饭后立即做剧烈运动，将会抑制消化液分泌和消化管的蠕动。因为做剧烈运动时，全身肌肉的血液增加，胃及内脏的血液就会相对地减少，这些原因都容易造成消化和吸收不良，影响新陈代谢，甚至造成慢性胃病或胃下垂。

小资料

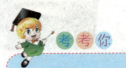

考考你

1.（　）是体内热量正在减少的信号。

A 眼花耳鸣　B 四肢无力　C 饥饿感

2.如果人体在很长的时间内不补充食物，而又在不断地消耗体能的话，人体内的（　）浓度就会下降。

A 血糖　B 血脂　C 蛋白质

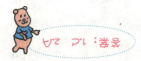

答案：1.C 2.A

110

我最喜爱的第一本百科全书

56　睡觉前为什么不宜吃甜食？

小孩子喜欢吃甜食，尤其是糖果，甜食被人体吸收以后，会产生一定的热量。适当地吃一些甜食对身体是有好处的，但是如果晚上睡觉前吃甜食，对身体不好，是个坏习惯。

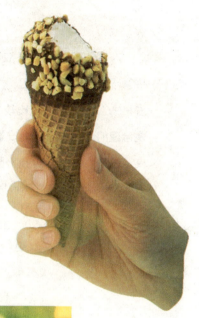

白天吃甜食的时候，唾液的分泌量比较大，咀嚼食物会产生一定的摩擦力，就会将牙齿上的细菌擦掉，同时也会把糖分冲淡。但是如果睡觉前吃甜食，因为很快就入睡了，唾液分泌比较少，同时糖是碳水化合物，很容易和口腔里的细菌发生作用，形成乳酸。乳酸能够腐蚀牙齿，把牙齿的外表层破坏掉，时间长了，牙齿就会形成蛀洞，变成虫牙。

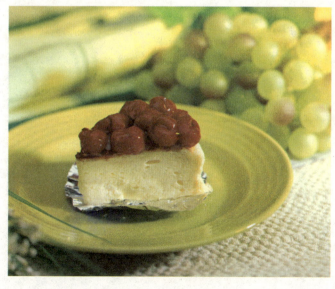

虫牙又叫蛀牙，形成虫牙是由于口腔不清洁，食物残渣在牙缝中发酵，产生酸类，进而破坏牙齿的釉质，形成空洞，伴随有牙痛、牙龈肿胀等症状。

为什么每日三餐要定时定量？

人在一天中的三餐应该定时定量，不能偏废。每餐所提供的热能分配，应该是早餐占 30%、中餐占 40%、晚餐占 30% 比较合适，这样的饮食结构才是合理的。如果不定时定量，不仅容易造成营养不良、记忆力减退，更会为胆结石、胃溃疡等疾病种下祸根，给身体造成不良影响。

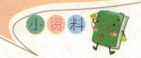

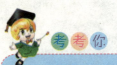

1.（　　）是碳水化合物，到嘴里后，很容易和口腔里的细菌发生作用，形成乳酸。

A 水果　B 糖　C 饮料

2.（　　）能够腐蚀牙齿，把牙齿的外表层破坏掉，使牙齿表面形成空洞，变成虫牙。

A 糖分　B 碳水化合物　C 乳酸

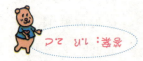
答案：1.B 2.C

57　早饭为什么要吃好？

在一日三餐之中，早餐是最重要的。但是现在许多人都不吃早餐或者早餐吃得不好，这对身体有害。

青少年正是长身体、学知识的黄金阶段，需要摄入大量的营养成分来补充身体的需要。如果这个时候营养供应不足或不及时，就会影响到青少年的健康和学习。因为人的精神状态和血液中的葡萄糖有很密切的关系，如果没有吃早饭，血液中的葡萄糖得不到及时的补充，人就会感到疲惫乏力、头昏眼花，影响学习状态，也影响身体健康。

有的人早上起床以后，习惯空腹喝一杯牛奶，以为这样比较容易吸收，其实这很不健康。科学家认为，牛奶中的 L 色氨酸对人体有镇静作用，早晨空腹喝牛奶会使人产生疲劳感，影响白天的工作和学习。

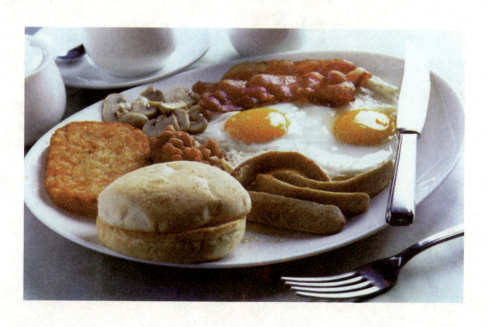

人体奥秘一点通

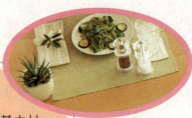

人最需要哪些营养?

蛋白质,是制造细胞和组织的基本材料,是人类能量来源,人体需要的能量有70%是糖提供的。脂肪,在营养上的作用是为人体保存和提供能量。这三大营养物质是维持生命不可缺少的物质基础。

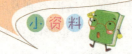

小资料

考考你

1. 在一日三餐之中,( )是最重要的。
   A 早餐 B 午餐 C 晚餐
2. 人的精神状态和血液中的( )有很密切的关系。
   A 维生素 B 蛋白质 C 葡萄糖

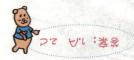

答案:1.A 2.C

58 为什么吃鱼头能使人聪明？

科学饮食讲究的是饮食的均衡、合理，符合人体的营养要求，对人的身体有好处。科学饮食提倡多吃鱼，特别是鱼头，因为它能使人聪明。

鱼类含有丰富的蛋白质，容易被人吸收；鱼肉中还含有牛黄酸，它可以增强眼睛对暗光的适应力；鱼的脂肪中含有不饱和脂肪酸，可以降低胆固醇，预防心脑血管疾病、关节炎和气喘病。特别是鱼脑的主要成分是不饱和脂肪酸，是人脑细胞的主要成分之一，对脑细胞的形成起着重要的作用。如果缺少了不饱和脂肪酸，人的记忆力和思维能力就会下降。鱼的脑和眼窝中含有丰

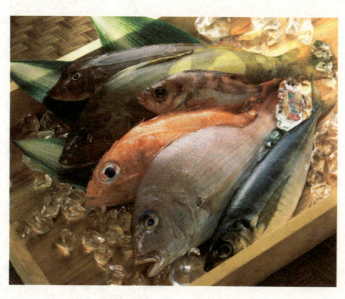

人体奥秘一点通

富的不饱和脂肪酸，吃鱼头确实能使人聪明。据统计，日本、挪威、澳大利亚等沿海国家的居民寿命普遍较长，这与他们长期食用鱼类等海产品有密切的关系。

为什么要多吃鱼？

鱼的蛋白质含量高，质量好，容易被人体吸收。而且脂肪含量也不高，营养学家认为，鱼里含有磷质，能帮助人体发育，对提高儿童的智力十分有益。所以，每个家庭都要多做鱼给小朋友吃，及时补充生长发育所需的营养。不过，吃鱼时一定要小心鱼刺！

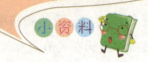

1．鱼肉中含有的（　），可以增强眼睛对暗光的适应力。

A 葡萄糖　B 氨基酸　C 牛黄酸

2．鱼脑的主要成份是（　），对脑细胞的形成起着重要作用。

A 葡萄糖　B 不饱和脂肪酸　C 氨基酸

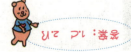

答案：1. C　2. B

59 "红眼病"是怎么回事？

红眼病的学名是急性结膜炎，是由细菌或病毒引起的。红眼病发病相当快，在感染细菌或病毒的几个小时内即可发病。如果发生在炎热的夏天，还可能会引起爆发流行。

红眼是眼睛充血发红。正常结膜的血管处于"沉睡"状态时是瘪着的，当细菌和病毒等入侵

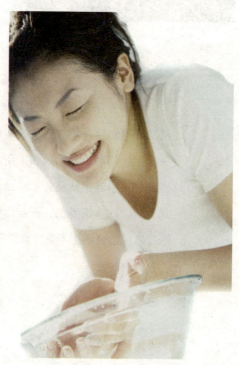

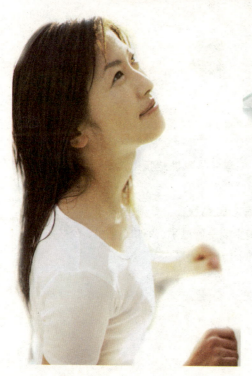

时，"沉睡"的血管被"惊醒"而扩张。红色血液从四面八方蜂拥而至，巩膜就红了，从而出现红眼现象，但却不是眼睛越红病越重。

红眼病主要是通过手、手帕、毛巾、公共浴室、脸盆等物接触传染，如果发生在公共场所，就会造成大面积的爆发流行。预防

人体奥秘一点通

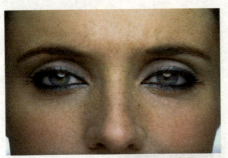

红眼病的方法就是养成良好的卫生习惯：不用脏手揉眼睛；不用别人的毛巾；不用患红眼病人用过的脸盆；在红眼病流行的时候，不要去游泳或到公共浴池去洗澡。

118

人人都可以戴隐形眼镜吗？

并不是所有的近视病人都可以戴隐形眼镜，隐形眼镜是用高分子合成材料制成的，由于它直接接触眼球的角膜，所以会使眼球产生异物感，引起眼睛疲劳、充血及分泌物多等症状。所以一些眼外伤、严重沙眼、结膜炎或是眼过敏症的患者都不适合戴隐形眼镜。

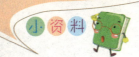

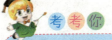

1.（　）的学名是急性结膜炎，是由细菌或病毒引起的。

　　A 红眼病　　B 结膜炎　　C 眼圈发黑

2.红眼病主要是通过手、手帕、毛巾、公共浴室、脸盆等物（　）传染。

　　A 间接　　B 隔绝　　C 接触

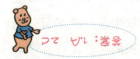
答案：1.A 2.C

60 发烧的人为什么要多喝水?

人发烧的时候, 医生就会嘱咐要多喝水, 这是为什么呢?

对于人体来说, 水是最重要的物质, 和人的生命休戚相关。发高烧的时候, 体内大量水分从呼吸道和皮肤渗出而蒸发掉。所以, 发烧的时候必须多喝开水以补充不足, 否则就会发生脱水现象而病上加病。除此之外, 水有调节体温的功能,

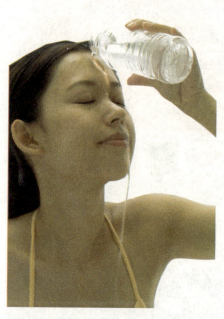

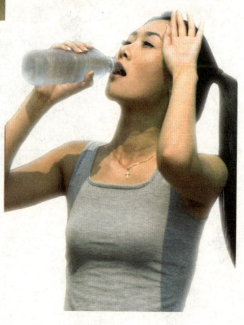

多喝水就能通过汗水的蒸发或小便的排泄散热而降低体温。另外, 有的病是因为有病细菌侵入造成的, 多喝水, 水被胃肠吸收后进入血液, 能把血里细菌所产生的毒素冲淡, 并随尿一起排出。由于发高烧的时候, 体内新陈代谢多半发生紊乱, 并有危害人体的产物在血

人体奥秘一点通

里出现，同一道理，水喝的越多，就越能够把这些有害物质稀释、带走，减少它们对人体的不良影响。

你知道汗液有不同的颜色吗？

汗液有黄色、红色、黑色、灰色，甚至还有紫色的。汗液的颜色与人吃的食物或药物有关，吃太多含有胡萝卜素的食物的人有可能出黄色的汗，吃含氯化钾药物的人的汗液是红色的。出汗多的时候，要喝点盐水，以补充人体中缺失的盐分。

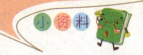

小·资料

120

考考你

1. 对于人体来说，（ ）是最重要的物质，和人的生命休戚相关。

A 血液　B 水　C 食物

2. 发高烧的时候，体内大量水分从（ ）和皮肤渗出而蒸发掉。

A 肠道　B 消化道　C 呼吸道

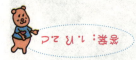

答案：1.B 2.C

61　骨头断了为什么会长好？

如果我们在运动时不小心，就可能发生骨折。只要及时去医院治疗，一段时间后发生骨折的地方就会长好。

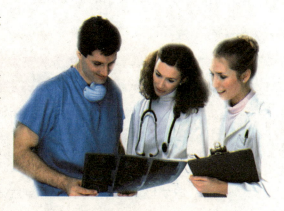

骨头为什么会长好呢？因为骨头本身有一种愈合功能，药物只能起到滋生、活血、舒通经络等辅助作用。骨头表面有一层骨膜，骨折发生后，这一部位的骨膜受到刺激，就会不停地增生并产生新生骨。这些新生骨

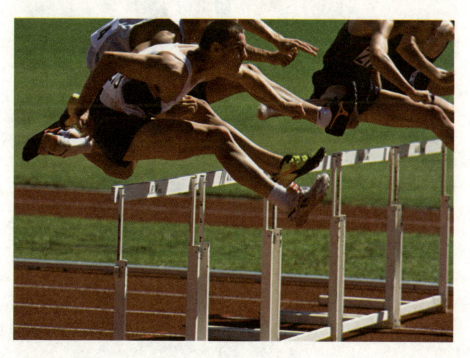

人体奥秘一点通

像桥梁一样，将断折的骨两端连接起来，伤就会痊愈了。

　　骨折愈合缓慢和没有愈合的患者，在良好的固定条件下，应该经常在室外散步或进行体育锻炼等活动。骨折不愈合的患者应该多晒太阳，因为太阳光中有大量的紫外线，紫外线可以促进皮肤维生素 D_2 和维生素 D_3 产生，而这些却是骨骼代谢的重要物质。

宇航员的骨头在太空中会发生什么样的变化？

　　能够环游太空是大多数人的梦想，但是在太空旅行对人体的骨头实在没有好处，因为地球的引力会对人体的骨头产生拉力，从而使它们长的更加结实。然而在宇宙中没有引力，所以宇航员的骨头会变得比较脆弱。

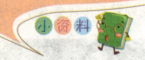

1. 骨折后，通过（　）使骨头长好。

　A 骨膜的生长　　B 夹板　　C 外敷

2. 晒太阳对骨折的愈合（　）。

　A 没好处　　B 有好处　　C 没有影响

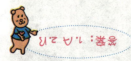

答案：1.A 2.B

62 人受冻后，嘴唇为什么会发紫？

　　脸部是人体非常重要的部位，人的五官都长在脸上，这些部位都有大量的血管。嘴唇是脸部最敏感和柔弱的地方，所以嘴唇上的血管特别多。而嘴唇的皮肤特别薄，又是透明的，所以皮肤下面鲜红的血液就能透出来，使嘴唇呈现出红色。

　　但是人在受冻后，嘴唇就会发紫。人体里流的是红色的血液，为什么嘴唇会变成紫色呢？

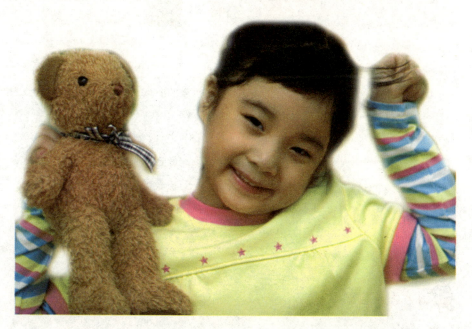

其实人受冻后，全身都会发紫，只是与其他皮肤相比，嘴唇的皮肤薄且娇嫩；加上嘴唇较引人注目，因此，一般人都只注意到嘴唇发紫。当我们感觉冷的时候，神经中枢会立即命令皮肤内的血管收缩，以减少体内热量的散发。但受冻时间长了，神经感觉就会失效，反而引起血管扩张，导致血液流速减慢，不少还原血红蛋白积存于皮肤表面，它们是紫色的，血液因此而变成了青紫色。

人全身的血管有多长？

血管布满全身，包括动脉、静脉和毛细血管。静脉是进入心脏的通道，动脉是出心脏的道路，这些路都是单行线，血液只能按正确的方向流动，不能倒流。毛细血管则是人体进行气体和物质交换的地方。全身大大小小的血管连起来有 15 万千米长，约能绕地球 4 周。

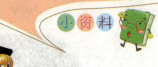
小资料

考考你

1. 当人体刚感到冷的时候，皮肤内的血管会（　　）。

　A 扩张　B 紧闭　C 收缩

2. 当血管扩张后，导致血液流速减慢，不少还原血红蛋白积存于皮肤表面，血液因此而变成了（　　）。

　A 深红色　B 青紫色　C 白色

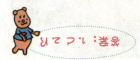
答案：1.C 2.B

63 人的记忆能移植吗？

经过研究发现，动物身上存在着一种化学记忆密码，犹如生命的遗传密码一样。现在，从一只动物中抽取一种记忆因子转移给另一只动物的试验，已经成功了。

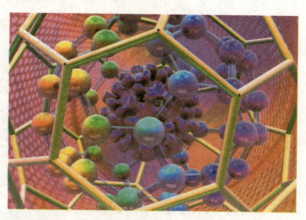

美国培罗医学院的安卡博士认为，神经系统就是一台用遗传密码编出程序的计算机，通过新信息的输入，神经系统能够不断地自我修改程序。这种记忆密码像遗传密码那样，也由 20 个氨基酸组成。为了证明这一理论，安卡博士着手分离一种"知识缩氨酸"。首先他训练一种不怕光的老鼠，使其害怕黑暗；然后从老鼠脑中抽取 15 个氨基酸，从中分离出"恐暗素"，注入正常老鼠脑中，这些老鼠都变得害怕黑暗。这是用人工方法第一次获得的"记忆化学物质"。

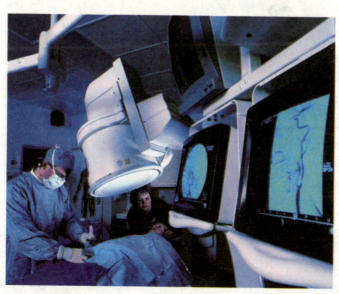

人体奥秘一点通

虽然在小动物身上移植记忆已获得成功，但由于种种原因，人的记忆移植目前尚未实现。不过，在不远的将来一定可以变成现实，并造福人类。

肾脏移植手术

只有捐赠者与接收者的组织和血型都十分吻合，才能进行器官移植。捐赠者和病人若是单卵性孪生儿，成功的几率最大，其次是兄弟姐妹或其他近亲。因为身体会排斥外来的组织，所以器官移植的主要障碍是病人自己的免疫系统。

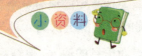

小资料

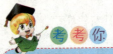

考考你

1.低等动物的记忆（　　）移植给另一同类动物。
A 可以　B 不可以　C 正在研究

2.人的记忆（　　）移植。
A 可以　B 不可以　C 正在研究

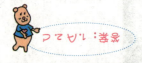

答案：1.A 2.C

64　为什么人会长出痣？

　　常见的痣分为三种：一是黑痣，多为褐色或黑色；二是青痣，都是青色；三是血管痣，主要有大红、紫红和暗红三种颜色。

　　我们常说的痣多指黑痣。它长在表皮和真皮之间，是大量的茶褐色的黑色素细胞聚集在一起形成的。黑痣大多是先天性的，这和父母的遗传有关；但新生儿一般没有黑痣，逐渐长大后，黑痣才会显现出来。黑痣不是病，对人体的健康没有什么影响。但如果黑痣长得快；或者黑痣表皮破了，就需要立即去医院就诊。血管痣和血管有关，它是真皮或皮下血管组织过度增生造成的，不影响人体的健康。青痣很少见，它的面积要比黑痣和血管痣大一点，有可能会损伤人体的健康，需要及时去医院诊治。

　　我们认识了痣，就明白了以痣的生长位置来算命是没有任何科学道理的。

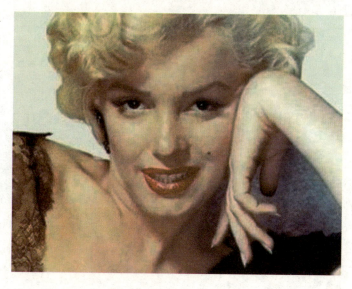

127

人体奥秘一点通

长了痣算是皮肤病吗?

几乎每个人的身上都有痣，它是天生的，可以发生于任何年龄，发育期的青年人身上更多见。痣的颜色大多为黑色，大小不一，大的如同蚕豆，小的形似针尖。虽然痣是一种皮肤病，但它不痛不痒，很少发生异常变化，因此大多数的痣是无损于健康的。

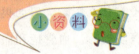

1.褐色的痣叫做（ ）。

A 褐痣　B 红痣　C 黑痣

2.黑痣大多是（ ）。

A 偶然性的　B 先天性的

C 后天性的

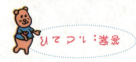

答案：1.C 2.B

65　为什么汗是咸的？

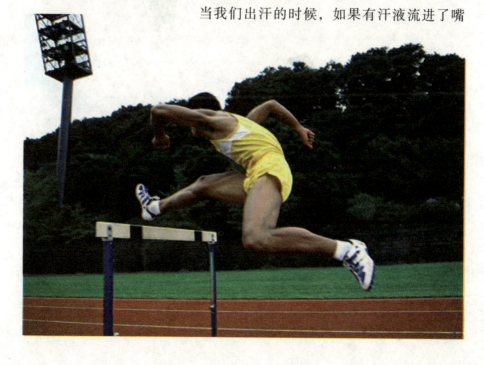

运动过后，我们一般会大汗淋漓。出汗是为了排除体内的有害物质，以及排出水分，调节体温。人的皮肤里长着汗腺，它一端在真皮里，另一端在表皮上，就是汗孔。汗是由汗腺排出来的，出汗以后可以降低体温。

人的体温一般保持在 37℃ 左右，体温过高的时候，皮下血管就会扩张，体内的血液会大量涌进血管，汗腺开始分泌大量汗液，以带走体表热量，降低体温。当我们出汗的时候，如果有汗液流进了嘴

人体奥秘一点通

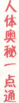

巴，就会发现汗液是咸的。被汗液浸湿的衣服上面也会看见一圈圈的白印。因为汗液里除了含有水分以外，还有很多固体成分，比如钠、氯、钾以及钙等，而且钠和氯的成分最多，当它们溶解在水里的时候就结合在一起形成了氯化钠，也就是盐。所以，汗液是咸的。我们大量出汗以后，要补充水分，还要补充钠、氯、钾等各种成分的无机盐类。

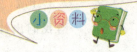

汗液来自什么地方？

汗液由真皮内的汗腺产生，通过毛孔的小开口释放出来，臂下、腹股沟内、手、足和面部都有许多汗腺。汗在皮肤上挥发，从身体吸收了一部分热量，身体的温度便会跟着下降。

小·资料

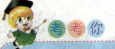

考考你

1. 汗是由（　）排出来的，出汗以后就可以降低体温了。

A 真皮　B 表皮　C 汗腺

2. 汗液是（　）的。

A 咸　B 甜　C 无味

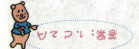

答案：1.C 2.A

66 为什么人的听力到老就会变差?

人的耳朵由外耳、中耳和内耳三部分构成。当声音通过空气传入耳朵时，中耳的鼓膜就会受到振动，并同时震动传送给三块听小骨，再由听小骨把振动传递到耳蜗中。耳蜗里的感受器受到振动以后，通过听觉神经把信号传递给大脑，于是人就听到了外界的声音。

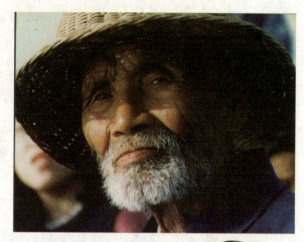

人类的听觉从出生开始就一直处在下降状态。内耳是人在胚胎期中第一个发育的听觉部分，是真正的听觉器官，它在胎儿形成 20 天以后就开始发育了。随着年龄的增长，听觉毛细胞就会退化，组织的弹性也随之降低，听觉也就越来越差了。研究表明，婴儿能听到的振动频率为每秒 16~30000 周波范围内的声音；到了十几岁能听到的声音频率的上限就降低到

人体奥秘一点通

20000 周波了；到 80 岁的时候，也许就只能听到 4000 周波范围内的声音，所以说人老了听力就会变差。

为什么会有耳垢？

在耳道的皮肤上有许多耵聍腺，耵聍腺能制造出一种油乎乎的东西，它能把皮肤掉下来的皮屑和吹进耳朵里的脏东西粘在一起，干了以后就变成一片片耳垢。

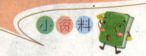
小资料

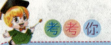
考考你

1.当声音通过空气传入耳朵的时候，（　　）的鼓膜就会受到振动。

A 外耳　B 中耳　C 内耳

2.（　　）是人在胚胎期中第一个发育的听觉部分，是真正的听觉器官。

A 外耳　B 中耳　C 内耳

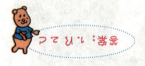
答案：1.A 2.C

67 为什么大多数人的右手比左手的力气大？

绝大多数人的右手比左手的力气大，这影响到人的右腿比左腿发达，是什么原因呢？生物学家们认为，人们的右手比

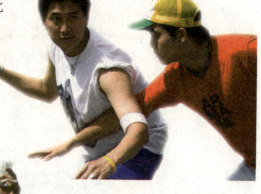

较发达是长期形成的习惯所致。

早在石器时代，人类成群结队地拿着石斧、石矛与野兽搏斗。交战过程中，人类本能地将身体弯曲，来保护胸膛左侧的心脏，而用右手拿着武器与野兽搏斗。在古希腊留下来的壁画中，我们可以看见人们右手拿着枪矛，而左手则拿着盾。后来，在人类的劳动和学习中，都已习惯使用右手了。个别的儿童使用左手拿筷子或笔，家长或老师就会督促他们改成用右手，这种习惯渐渐地通过遗传保留了下来。

在人的身体中，神经线路是交叉的，右手归左脑"管"，而左手是归右脑"管"的。不过，科学家们经过研究发现，由于劳动分工越来越细，人的左脑和右脑的活动差异也越来越小了。

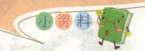

人手的进化过程

专家认为，人的手来自于鱼的胸鳍，这期间进化过程大约经历了4.5万年。但是人是从猿直接演变进化而来，因此，我们的双手是直接从猿手进化形成的。

小资料

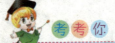

考考你

1. 生物学家们认为，人们的（　　）比较发达是长期形成的习惯。

　　A 左手　B 右手　C 双手

2. 在交战过程中，人类本能地身体弯曲着保护胸膛（　　）侧的心脏。

　　A 左　B 右　C 上

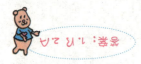

答案：1.乙 2.A

68 手指为什么比脚趾长？

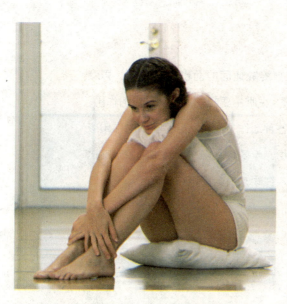

人的手指比脚趾长是人类在长期生活、劳动中不断进化的结果。几千万年前，人类学会了直立行走之后，原来用于爬行的四肢开始分工，前肢逐渐演变为手，后肢也就相应地演变为脚。手脚分工之后，脚主要使用脚掌来走路，手主要依靠手指来拿东西。于是，脚趾就用不上了，开始渐渐退化；而手指因为经常用，就发达、变长了。天长日久，就变成今天我们这个样子了。

人的手指肚上都会有指纹，指纹是由遗传基因决定的，指纹一旦形成，就成为终生不变的一种标志。指纹由不同长短、形状、粗细、结构的纹线组成，分斗、箕、弓三种基本

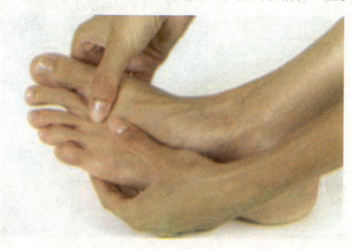

类型，从指纹中可看出遗传规律和某些疾病的迹象。此外，科学家还研制出了一种"指纹钥匙"，主人只要用手指按一下设在门上的计算机，门就会自动打开。

人的左脚和石脚有哪些不同？

一般地，左脚接触地面的面积比右脚大，男女都一样，由此可见，左脚主要起支撑全身重量的作用，右脚主要用来做各种动作，人老以后，左脚的作用衰退，所以不易站稳。大多数人以左脚为主轴决定前进方向，而大多数人在攻击时会使用右脚。

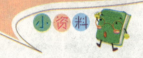

考考你

1. 人的手指比脚趾长是（　　）。

A 自然　B 一开始就是这样的

C 劳动中进化的

2. 人的手是由（　　）进化而来的。

A 四肢　B 前肢　C 后肢

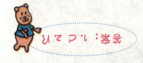

答案：1.C 2.B

69 手指甲和脚趾甲生长速度为什么不一样？

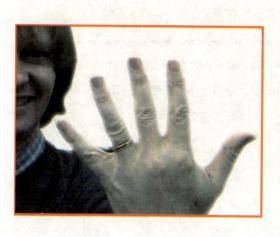

手指甲对人是很有用的。当我们用手拿东西的时候，一般都是指尖先接触物体，如果没有指甲的保护，手指就会很容易受到伤害。脚趾甲对人也有保护作用，只是现代人都穿鞋，脚趾甲的作用就显不出了。

手指甲和脚趾甲生长的速度是不一样的，普通人的手指甲平均一天长 0.1 毫米，脚趾甲每天长 0.05 毫米。这是为什么呢？因为我们的手指经常需要拿东西、抓物体、接触物体，比脚活动的机会多。越是常用的指尖，指甲长得就越快，因此，手指甲就比脚趾甲长得快了。

不但手指甲比脚趾甲长得快，而且根据"用进废退"的原则，常用右手的人右手指甲长得快；常用

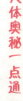

左手的人左手指甲长得快。同样是右手，中指的指甲长得比较快，小指的指甲就长得慢。科学家们还发现，人的指甲白天比晚上长得快，夏季比冬季长得快。

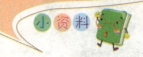

为什么要经常修剪指甲？

指甲有两个用处，一是保护手指；二是有利于干活。因为人的手指能够灵活地写字、拿东西，都要靠指甲的支撑。指甲太长，细菌和污垢便容易藏在指甲缝中。指甲缝中的污垢较难清洁，也不美观。所以小朋友要经常修剪指甲，保持清洁卫生。

小 资 料

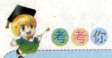

考 考 你

1. 普通人的手指甲平均一天长（　　）毫米。
A 0.3　B 0.2　C 0.1
2. 脚趾甲每天长（　　）毫米。
A 0.04　B 0.05　C 0.06

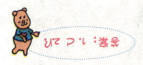

答案：1.C 2.A

70 指纹告诉我们什么？

我们 10 个手指的指纹是不一样的。事实上，世界上没有两个人的指纹是一样的。英国人类学家高尔顿在《指纹》一书中说，即使在 60 亿个人中，也不会找到一对特征完全相同的指纹。

根据指纹的长短、粗细和结构的不同，分为斗、箕、弓三种基本类型。其中斗型纹分为双形斗、螺形斗、纹形斗；箕形纹分为正箕、反箕、空心箕；弓形纹分为平行弓、帐形弓。此外还可以根据中心花纹的形状和三角点的位置等，做出进一步的分类。

人体从胎儿时期的第三、四个月开始，就会在掌、跖等部位的皮肤表面长出纹理来，到六个月的时候基本定型。此后，在人的发育过程中，指纹只会随着年龄的增加而变粗，纹线的式样、数量和位置却不再变化。

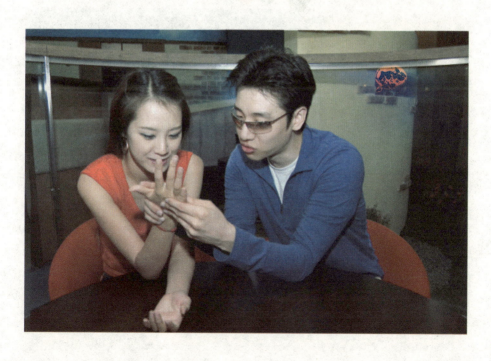

人体奥秘一点通

世界上什么时候开始利用指纹来破案的?

根据每个人指纹都不相同的原理，使它可以用来作为鉴别身份的"证件"。1892 年，阿根廷的内科契阿镇郊区发生了一场谋杀案，当地的警察运用指纹学的知识，根据留在门上的血色拇指印，找出了凶手，这是世界上第一件由作案现场的指纹侦破的谋杀案。

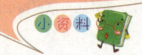

小资料

考考你

1.（　）人类学家高尔顿在《指纹》一书中说，即使在 60 亿个人中也不会找到一对特征完全相同的指纹。

A 英国　B 美国　C 法国

2. 指纹可以根据长短、粗细和结构的不同，分为（　）种基本类型。

A 四　B 三　C 二

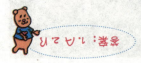

答案：1.A 2.B

71 为什么自己胳肢自己不觉得痒？

瘙痒是人体对外界危险的反映，尤其是人体脆弱的部分，其灵敏度最高。这种反映来源于长期的积累，并在基因中遗传，以本能的形式表现。自己胳肢自己之所以不觉得痒，是人的小脑在起作用。

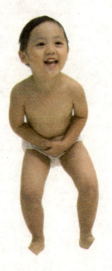

人脑时刻在接受各种来自身体内部和外部世界的信息，并对这些信息做出反应，因此，人就会有感觉。当人自己胳肢自己时，人的小脑会发出一个信号，告诉人脑的其他部分，不要对这种刺激给予反应，大脑就能预先知道这种刺激不会产

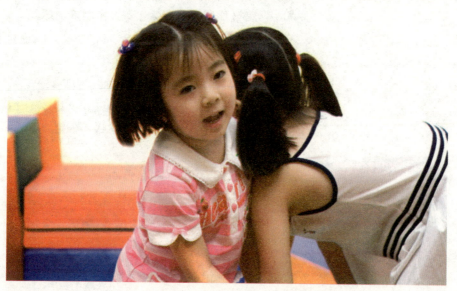

生威胁，因此没有必要产生痒的感觉反映。但是，当被别人胳肢时，即便人预先知道，小脑也不会发出警告信号，大脑就会对外来的刺激立刻做出反应，人就会觉得特别痒了。而且痒的感觉是可以通过大脑控制的，思维控制能力强的人，甚至疼痛感都可以控制，而不做出反映。

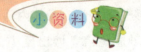

人有多少种感觉？

除了视觉和嗅觉之外，人体中还有许多其他感觉器官。例如，舌头有味觉；耳朵内部有一个感觉人体是否保持平衡的器官；还有，皮肤表面有触觉，并能感觉冷热和痛痒。

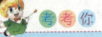

考考你

1. 思维控制力强的人（　）控制痒的感觉，不表现出来。

A 完全可以　B 不可能

C 除非经过训练，否则不可能

2. 别人的手触摸自己（　）痒。

A 肯定也会　B 肯定不会　C 不一定

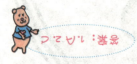

答案：1.A 2.C

72 为什么皮肤划破后血液会自动凝结？

皮肤划破后血液会自动凝结，这是人类在进化过程中形成的一种自我保护功能。血液能够自动地修理伤口，是因为血液中有红血球、白血球和血小板等。这几种

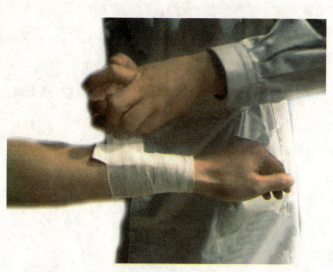

成分都有各自的作用，当我们不小心弄破了皮肤，细菌进入时白血球就会马上把细菌包围起来消灭掉；红血球像一只只运输船，把新鲜的氧气

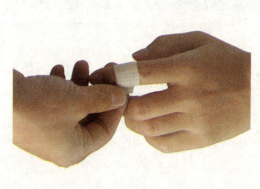

输送给人体各组织，又把那里的二氧化碳运出来；而血小板起着凝结伤口、止血的作用，当伤口一开始流血，血小板也跟着流出来。血小板一流出来就破裂了，随之放出它所含有的凝血物质——凝集素。凝集素一遇上血液里的凝集原，就会和它结合成凝血素。凝血素

人体奥秘一点通

再和血浆里的纤维蛋白原结合，组成纤维蛋白，纤维蛋白能很快地凝固，形成一条条细细长长的纤维。这些纤维纵横交错在一起，形成一个堵住伤口的"水泥墙"。过几天，就渐渐地形成一个痂。

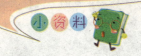

血液有哪些成分？

如果将血液注入试管并静置一段时间，血液就会分为上下两层：上层是透明的，微黄色的血浆，它是血液的液体部分；下层是血细胞的混合物，呈暗红色。

小资料

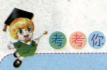

考考你

1.（ ）可以杀死细菌。
  A 红血球 B 白血球 C 血小板
2.（ ）可以放出凝血物质——凝集素。
  A 红血球 B 白血球 C 血小板

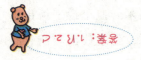

答案：1.B 2.C

73 久蹲站起为什么会头晕？

头晕又称眩晕，是一种主观的感觉异常。可分为两类：一为旋转性眩晕，多由前庭神经系统及小脑的功能障碍所致，以倾倒的感觉为主，感到自身晃动或景物旋转；二为一般性晕，多由某些全身性疾病引起，以头昏的感觉为主，感到头重脚轻。

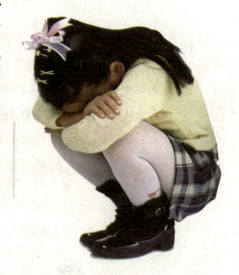

人蹲下时，下肢呈屈曲状态，下肢的血管受压，血液不易往下肢流去，下肢就缺血了。当蹲久了突然站起时，下肢血管恢复畅通，就像猛然打开了闸门，血液就会大量地往下肢涌去。同时，血液自身也有一定的重量，猛然站起来，血液由于重力的吸引，在惯性的作用下也大量地向身体下半部流去。这样分配到上身去的血液就会减少，再加上站起来的同时，头部也直立起来了，由心脏向头部输送血

145

液就比较困难，这样一来，头部的血液就不够用了。由于大脑一时得不到充足的氧气和营养的供应，人就会出现头晕、心跳的现象，等身体血液流动正常后，这种现象会很快消失。

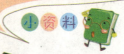

什么是惯性？

　　物体保持自己原有的运动状态或静止状态的特性叫做物体的惯性。我们在乘车的时候身体随着车一起前进，当突然刹车时，车停止运动，但我们还保持原来的运动状态，这时我们就会由于惯性向前倒。

小资料

考考你

　　1.人从蹲着到站起，血液会（　　）流。

　　A 向上　　B 向下　　C 不动

　　2.人蹲久了，站起来时会头晕。这是因为（　　）缺少氧气和营养供应。

　　A 大脑　　B 心脏　　C 血液

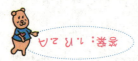

答案：1.A 2.A

74　为什么人走路的时候手脚左右交错摆动？

人在走路的时候，总是右脚向前伸的同时，左手向前摆动；当左脚向前伸的同时，右手向前摆动。如果改变一下，当右脚向前伸的时候伸出右手，同样当左脚向前伸的时候伸出左手，就会走不稳。这是为什么呢？

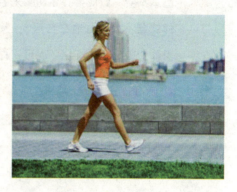

人是从猿猴进化而来的。猿猴是四肢着地的动物，它们行走的时候，前后肢交替跨步是有规律的，这是由动物脊髓的"节律发生器"控制的。猿猴进化成人以后，就开始直立行走，前肢变成了人的双臂。人类两手摆动的习惯，是在进化的过程中形成的，由于人的脊髓是属于大脑的，大脑能在某种程度上操控脊髓的活动。因此摆动两手走路，可以保持身体平衡，有一种自然前进的趋势。同时表明人在走路自然地摆动手臂时，肌肉在有规律地收缩。

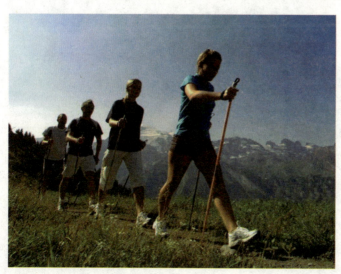

147

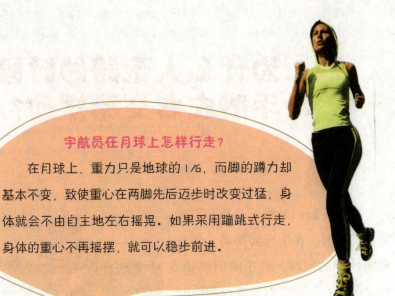

宇航员在月球上怎样行走?

在月球上,重力只是地球的1/6,而脚的蹬力却基本不变,致使重心在两脚先后迈步时改变过猛,身体就会不由自主地左右摇晃。如果采用蹦跳式行走,身体的重心不再摇摆,就可以稳步前进。

小资料

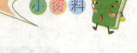

考考你

1. 人在走路的时候,总是右脚向前伸的时候,( )向前摆动。

　　A 双手　B 右手　C 左手

2. 猿猴进化成人以后,就开始直立行走,( )就变成了人的双臂。

　　A 前肢　B 后肢　C 四肢

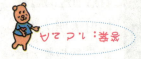

答案:1.C 2.A

75 为什么有些人多脚汗？

出汗多的部位汗腺都比较发达，多脚汗的大部分人是因为足部的汗腺丰富。除此之外，有些人足部汗腺的神经，分布丰富而且敏感，这就是分布在皮肤上的交感神经。所以除了走路，当精神紧张、情绪激动时，交感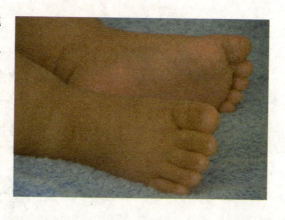神经也会处于高度兴奋之中，汗腺就会随之分泌大量的汗液。还有些人脚汗多是因为鞋子不透气，脚汗没有及时蒸发散去。

因此，要保持脚部清洁，保持皮肤干燥，每天清洗数次，勤换袜子，平时不宜穿靴子类不透气的鞋子，以免造成脚汗过多、脚臭加剧。同时，勿吃容易引发出汗的食品，如辣椒、生葱、生蒜等，积极消除诱发因素，如脚汗、脚癣等。

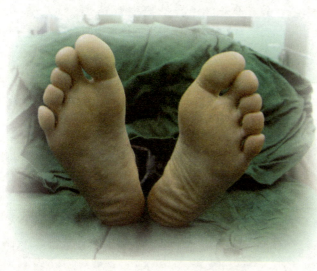

另外，情绪宜恬静，激昂容易诱发多汗，加重脚臭。还可以经常将脚放在 50~60℃的热水中多烫几次。

人体奥秘一点通

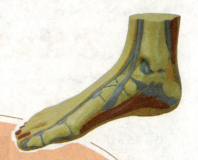

脚的功能是什么?

脚有支撑和平衡作用,无论人们在运动还是静止不动时,脚都可以防止人体摔倒。另外,当人走路、跑步或跳跃时,脚能将人体推离地面。在脚将人体向上推时,脚趾是人体与地面惟一接触的部位。

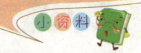
小资料

考考你

1.脚汗多的主要原因是( )。
A 脚上的汗腺丰富　B 脚上的汗腺敏感
C 平板足
2.( )是为了维护人的体温平衡。
A 分泌唾液　B 排尿　C 出汗

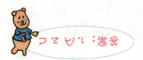
答案:1.A 2.C

76 为什么说手是人的"病例卡"

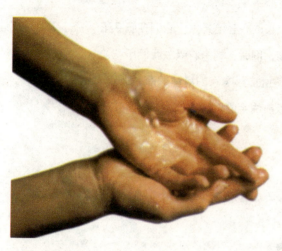

人有了手，能照顾自己的生活起居，能进行各种劳动，手能形成抓握姿势，使人们能够抓住和操纵物品，帮助人们完成意愿。通过观察一个人的手、脚等皮肤纹理的变化，可以分析出他的健康状况和生理变化。

手指发白，指甲根部的白色半月形营养圈很小，甚至没有，这说明他贫血、营养不好；轻轻地按住指甲可以看出血管的搏动状况，从中可以判断微循环的情况；手指头很粗，像棒槌一样，是肺心病缺氧的表现；手指关节粗大，可能是大骨节病。如果关节处有结节，就可能是患上了痛风或类风湿疾病。大拇指下的手掌和小拇指下的手掌，分别叫做大鱼际和小鱼际，若是这两个地方发红，在医学上就叫做"肝掌"，就是患有慢性肝病。掌纹中若有许多"蝴蝶结"形细纹，则常常是十二指肠溃疡的象征。

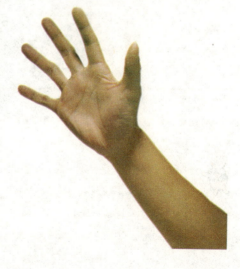

151

人体奥秘一点通

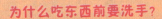

为什么吃东西前要洗手?

　　吃东西前如不洗手，手上的蛔虫卵就会
进入口里，蛔虫卵在肠子里发育成长，约经
过两个多月，就可以长成成熟的蛔虫，它们在肠子里
钻来钻去，引起腹痛。同时，蛔虫将吸收我们所吃的
部分有营养的东西，直接影响人的身体健康。所以，
小朋友一定要养成饭前洗手的好习惯。

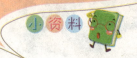

  考考你

　　1. 手指发（　　），就说明贫血、营养不好。
　　A 红　B 白　C 黄
　　2. 掌纹中若有许多"蝴蝶结"常常是（　　）
溃疡的象征。
　　A 大肠　B 胃　C 十二指肠

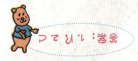
答案：1.B 2.C

77 蒙头睡觉为什么不好？

人经过一天的学习和工作，特别是脑细胞在紧张地工作后，人就会感觉疲劳，需要一个休息的时间。睡觉是大脑皮质抑制过程的发展，不但具有保护大脑皮质细胞的作用，而且由于皮质下中枢处于抑制状态，全身各部分的活动减少，使有机体获得了消除疲劳的机会，为第二天的工作和学习打下了良好的基础。

人在睡觉的时候，要呼出二氧化碳，吸进新鲜空气。蒙头睡觉时，呼出的二氧化碳和其他的污

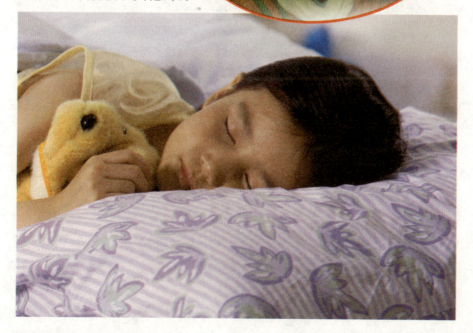

浊气体就会在被窝里越积越多，氧气就会越来越少。长期吸进这些潮湿、污浊的气体，会使人头昏目眩、精神不振，很有可能产生恶梦，对大脑的危害极大，影响第二天的情绪。所以，蒙头睡觉不好。

什么样的睡姿最好?

一般认为，睡觉时向右侧卧为好。因为心脏是长在人体胸腔左侧的，向右侧卧可以减少对心脏的压迫，这样心脏的血流量就会加大，有利于胃中食物向十二指肠移动，有助于食物的消化代谢。而且，侧睡的姿势可以使两条腿自由弯曲，两臂自由放置，全身肌肉能最大限度地放松。

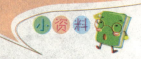

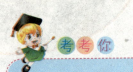

1.人睡觉时，呼出的是（　　）。

　A 氧气　　B 一氧化碳　　C 二氧化碳

2.蒙头睡觉对身体健康（　　）。

　A 没有影响　　B 有好处　　C 有坏处

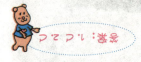

答案：1.C 2.C

78　为什么有的人打呼噜？

睡觉时，全身的肌肉都放松了，这时靠近喉咙口的小舌头就会下垂。一般来说，仰头睡觉时容易打呼噜。仰头睡觉时，嘴往往微微张开，空气就会冲击小舌头而发出鼾声；有的人睡觉时习惯用口呼吸，也会发出呼噜声。用嘴呼吸会振动口腔后上方的软腭，软腭随着气体的进出而颤动，就会发出呼噜声。有时，打呼噜是因为鼻子里的空气在流动时出现了障碍，如伤风感冒时鼻子不通气，呼吸就会出现困难，所以只能用嘴呼吸了。

避免打鼾，最好的办法是侧着身子睡觉，尽可能地摆正头的位置，避

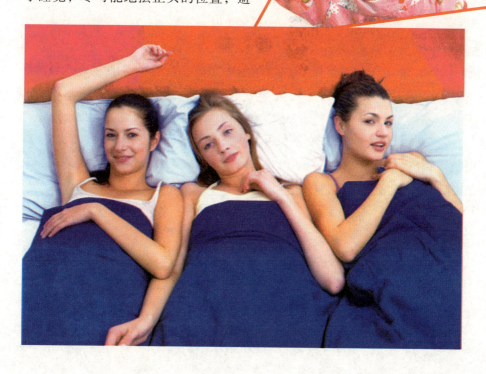

155

人体奥秘一点通

兔因头的位置不正而造成鼻子通气不畅；同时要尽量用鼻子呼吸，改变用口呼吸的习惯。睡觉打鼾不算疾病，但是打鼾厉害的人，起床后往往感觉头痛、疲劳。

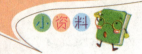

小儿打鼾是怎么回事？

小儿打鼾多是因为鼻咽部腺体及扁桃体肥大或者有颅面结构的发育畸形。由于气道阻塞性病变较为明显，容易发生呼吸暂停，从而出现缺氧，这会影响小儿的正常发育和学习，严重的打鼾甚至可引起小儿的痴呆。所以，小儿打鼾一定要去医院治疗。

小资料

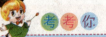

考考你

1. 打呼噜是人睡觉时（　　）的动作。

A 无意识　B 有意识　C 故意

2. 人睡觉时，嘴巴不张开，（　　）有呼噜声。

A 一定会　B 一定不会　C 可能会

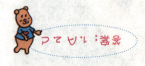

答案：1.A 2.C

79 睡觉时为什么会流口水?

晚上睡觉时,全身放松,大脑也休息,于是口水吞咽的指令,也就不再继续执行了,口水就会从嘴角流出。睡觉时流口水,一般由以下因素所致:

1. 口腔卫生不良。口腔里的温度和湿度最适合细菌的繁殖,牙缝和牙面上的食物残渣或糖类物质的积存,容易发生龋齿、牙周病。这些不良因素的刺激,可造成睡觉时流口水。

2. 前牙畸形。后天不良习惯造成前牙畸形,睡觉时就会流口水。

3. 神经调节障碍。唾液分泌的调节完全是神经反射性的,神经调节发生障碍,也可产生睡觉时流口水的情况。

4. 睡觉姿势不正确。在床上脸朝下睡,或趴在桌子上睡觉时,如果脸朝下又偏右或左时,口水会从偏着的下嘴角流出。

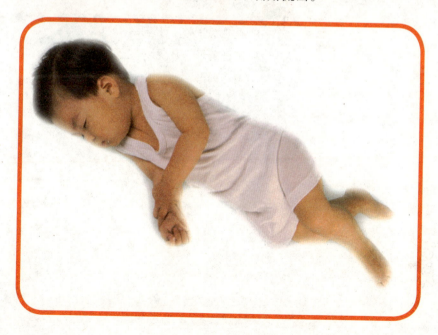

157

人体奥秘一点通

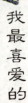

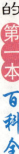

开着灯睡觉好不好？

医学科研人员研究证实，入睡时开灯将抑制人体中一种叫褪黑激素的物质分泌，使人体免疫功能降低。经常值夜班的如空姐、电信、医生、护士等夜班一族，癌症的发病率比正常人要高出两倍。医学家警告，开灯睡觉不但影响人体免疫力，而且容易患癌症。

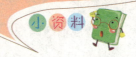

 考考你

1.睡觉流口水，可能是（　　）。

A 前牙畸形　B 后牙畸形

C 测牙畸形

2.（　　）分泌的调节完全是神经反射性的。

A 眼泪　B 鼻涕　C 唾液

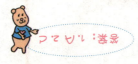

答案：1.A 2.C

80 人为什么会脸红？

脸红是受大脑指挥的。我们的视觉和听觉神经，都集中在大脑里，当我们看到或听到使我们害羞的事情时，眼睛和耳朵就立即把消息传给了大脑皮质，大脑皮质除向有关部位联系外，同时刺激着肾上腺。肾上腺受到刺激，立刻做出相应的反应，分泌出肾上腺素。肾上腺素有一个特点：当它少量分泌的时候，能够使血管扩张，特别是脸部的皮下小血管；可是当大量分泌的时候，反会使血管收缩。

当我们感到难为情时，正是大脑皮质刺激着肾上腺，分泌出的少量肾上腺素使脸孔发红。不光是害羞会脸红，高兴和愤怒的时候，也

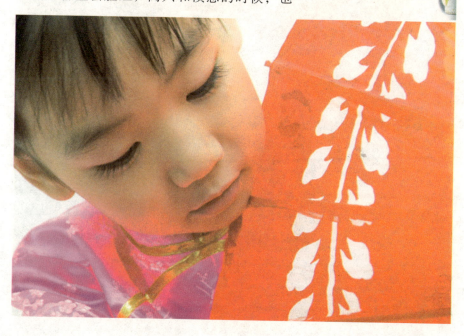

人体奥秘一点通

会脸红。在气愤的时候，脸部就不单是发红，它有时会红一阵、青一阵，有时转为苍白。这是肾上腺在一阵阵地大量分泌肾上腺素，使血管收缩，交替着充血、贫血，或使血管较长时间地处于贫血状态的缘故。

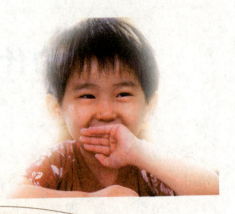

什么是肾上腺素？

肾上腺素是肾上腺髓质的主要激素，是一种激素和神经传送体。肾上腺素的一般作用是：使心脏收缩力上升，肝和筋骨的血管扩张和皮肤黏膜的血管缩小。药用的肾上腺素可以在心脏停止时用来刺激心脏，或在哮喘时扩张气管。

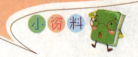

1. 使血管扩张的是（　　）。

　A 汗腺　B 肾上腺素　C 胰脏腺素

2. 视觉和听觉神经都集中在（　　）。

　A 大脑　B 心脏　C 脊椎

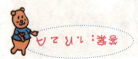
答案：1.B 2.A

81 为什么有的人会尿床？

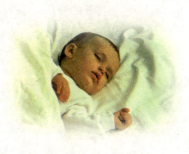

尿液由肾脏产生，进入膀胱。膀胱是个容器，由括约肌控制，起着蓄积尿液的作用。当尿液到达一定量时膀胱便收缩排尿，这一过程由脊髓及大脑控制。即使睡眠时，大脑也在控制排尿。小孩很小时，大脑发育还不完善，偶尔尿几次床，完全是正常的。

如果3岁的孩子还常常尿床，就要寻求专业人士的帮助，对症下药。尿床的原因一般有：（1）生理的原因。比如孩子的膀胱、括约肌尚未发育完全。（2）心理的原因。大约有20%左右的孩子因为紧张、焦虑而尿床。（3）疾病的原因。比如尿路感染，会使很久不尿床的孩子突然开始尿床。（4）睡眠方式。多数孩子尿床是因为他们睡得太沉，意识不到膀胱充盈有了尿意，这样就不会半夜起床去排尿，而发生尿床的现象。

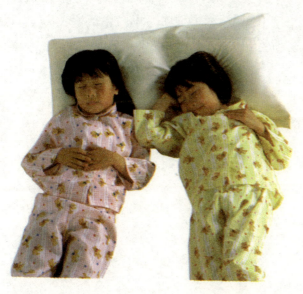

人体奥秘一点通

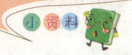

为什么婴儿要用尿布？

婴儿在两岁之前，还不能控制外括约肌，一旦膀胱充满尿液，内括约肌打开，膀胱收缩，尿液就通过已经打开的外括约肌排空。因此婴儿需要用尿布，直到他们学会控制排尿为止。

小资料

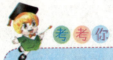

考考你

1.尿进入膀胱，（ ）。

A 进一点、排一点　B 不排出

C 达到一定量时才排出

2.小孩子偶尔尿床是（ ）。

A 正常的　B 很不正常　C 一定生病

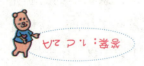

答案：1.C 2.A

82　为什么有人会秃顶？

头发的生长、休眠和脱落是一个循环不止的过程。如果头发的脱落快于生长，那就可能患上了脱发症，也就是常说的秃顶。脱发可分为暂时性脱发和永久性脱

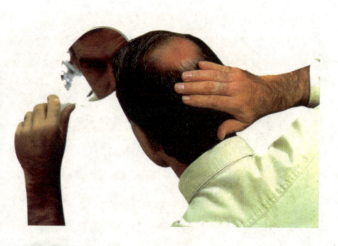

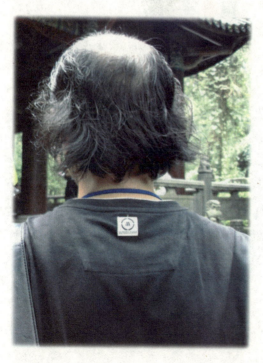

发两种。暂时性脱发是由于各种原因使毛囊血液供应减少，或者局部神经调节功能发生障碍，以致毛囊营养不良造成的脱发。不过这时毛囊结构还没有破坏，经过治疗，新发还可再生并恢复原状。永久性脱发是因各种病变造成毛囊结构破坏，导致新发不能再生。

除了某些疾病或药物因素导致脱发外，科学家认为秃顶的主要原因是体内的雄性激素分泌过于旺盛。因为

人体奥秘一点通

皮脂腺主要受雄性激素控制，如果雄性激素分泌过于旺盛，人体的背部、胸部，特别是面部、头顶部就会分泌过多的油脂。当头顶的毛孔被油脂堵塞时，头发的营养供应就会发生障碍，导致逐渐脱发而成为秃顶。女性秃发者比男性秃发者要少得多，因为女性体内的雄性激素分泌量很少。

为什么有人戴假发？

假发原本是身份、地位的象征，在中世纪的欧洲，只有宫廷贵族才允许戴假发，直到现在，欧洲一些国家的律师在法庭上仍然需要佩戴假发，这已经成为了他们身份和地位的象征。后来，假发成了秃顶者的专利。如今，假发的颜色非常丰富，已经成为时髦的装饰品。

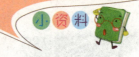

考考你

1. 皮脂腺主要受（　）控制。
A 雄性激素　B 雌性激素
C 生长激素
2. 科学家认为秃顶的主要原因是体内的（　）分泌过于旺盛。
A 雄性激素　B 雌性激素
C 生长激素

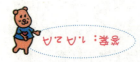

答案：1.A 2.A

83 脑袋越大就越聪明吗？

半个多世纪以来，科学界人士一直争论着这样一个话题，即大脑的大小是否与智力有关。一般人认为脑袋越大，脑细胞就越发达，人就越聪明，但是事实证明这种说法是不科学的。

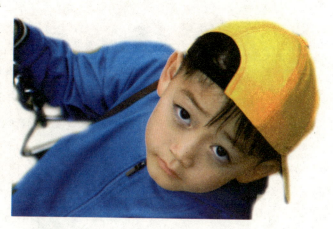

科学家进行了一系列研究，他们拿动物的脑与人的脑作比较，又对人类经过阶段的古猿、类人猿及现代人的脑容量进行了研究，都证明脑重与智力并不是呈正比关系的。科学研究发现，脑的表面积越大，容纳脑神经细胞就越多，人就越聪明。

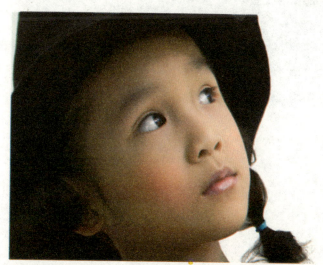

科学证明，虽然女性大脑尺寸一般比男性小，但这并不影响她们在智商测试中取得比男性高的分数，著名的科学家爱因斯坦的大脑就不是特别大。

但是，也有科学

165

家表示，虽然脑袋越大就越聪明的说法是不科学的，但是有非常确凿的证据显示，所有不同年龄段的人，无论男女，其大脑的大小同智力是有关联的。

脑的重量

大脑是人的重要器官，从妊娠后期的胎儿阶段开始，脑机能就会因外界刺激而发生变化。脑的重量随着生理的变化不断发育增长，最易受外界影响而发生变化的时期是出生后 3 个月到两岁半。

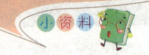

小资料

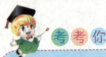

考考你

1. 女性在智商测试中的分数比男性（　　）。

　A 高　　B 低　　C 高低不一定

2. 智力同脑袋的大小的关系（　　）。

　A 有关联　　B 没关联　　C 因人而异

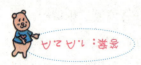

答案：1.A 2.A

84 人为什么会做梦？

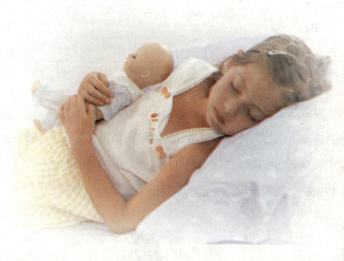

做梦是一种正常现象，梦是大脑平衡机体各种功能的结果，也是维持大脑调节中心健康发育和保持正常思维的前提。入睡后，虽然大脑神经大多数都休息了，但有个别区域的神经仍然顽固地不肯休息。如果外面发生了什么使人感兴趣的事情，如特别好闻的味道，好听的音乐，就会刺激睡觉者的感觉器官，使他做梦。这一小部分脑细胞仍在对白天的生活进行一种虚拟的表达，从而达到神经调节和精神活动的动态平衡。因此，梦是协调人体心理平衡的一种方式，对人的注意力、情绪等有较明显的作用。

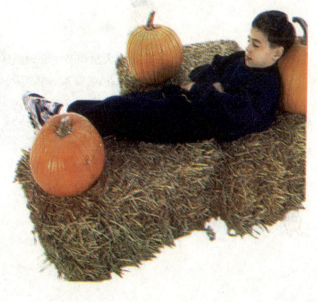

倘若大脑调节中心受损，就不能形成梦，或只能出现一些残缺不全的梦境片断。因此，长期无梦睡眠，不仅表明了睡眠的质量不高，而且还可能是大脑受损害的一种征兆。当然，若长期恶梦连连，也是身体虚弱或患有某些疾病的预兆。

梦的内容与疾病有关系吗？

重复做噩梦是疾病的征化，是身体内部传递给大脑的信息，比如，总是梦见毒蛇等可怕的动物，往往是皮肤将起疱疹的征化；梦里气得要死，可能是肝脏受到损伤；梦中大笑，多半是心脏出了问题。

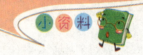

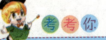

1.大脑调节中心受到损伤（　）形成完整的梦。
A 仍然可以　B 不可以　C 不一定
2.人入睡了，脑细胞（　）活动。
A 停止　B 仍在　C 只有一部分在

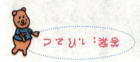

答案：1.B 2.C

85 为什么有时能清楚地记得自己的梦？

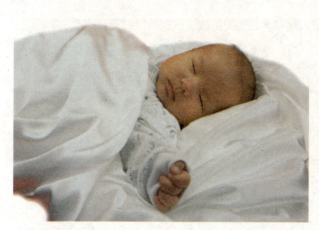

睡觉的时候，大脑皮层的大部分神经细胞也跟着睡着了，但还有一小部分还处于兴奋状态，这样脑海里就产生了梦，有些梦醒来后还能记得，这与睡眠的深浅有关。

入睡后，最初的一段时间人睡得最熟、最深，以后的睡眠就慢慢地变浅了。快要醒来的时候，大脑皮层的抑制作用就减轻了，脑细胞相对活跃，此时的梦境就比较清晰、连续。醒来的时候，梦境在人脑中的印象就比较深刻，记得就比较清楚。刚入睡或者睡眠较深的时候的梦境，由于大脑皮层的

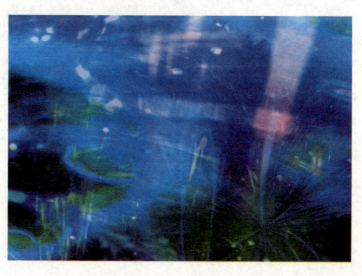

人体奥秘一点通

抑制作用，在早晨醒来的时候就记不得了。

做梦的时候，那些过去很久或者只是见过一面的事物，反而在梦中会有比较清新的形象，而司空见惯的事物却比较模糊。因此，就出现有的梦就比较模糊而有的却比较清晰的现象了。

为什么做梦时会说梦话？

人脑由很多神经细胞组成，这些神经细胞都有不同的分工，有的负责运动，有的负责语言。人在睡觉时，大脑开始休息，但由于睡得不熟，某一部分神经细胞可能没有休息，还处于兴奋状态。如果负责语言的那部分神经处于兴奋状态，人就会说梦话。

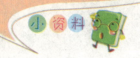

小 资 料

考 考 你

1.睡觉的时候，（　）皮层的大部分神经细胞睡着了。

　　A 大脑　　B 小脑　　C 脑干

2.到早晨醒来的时候，有的梦我们还能记得，而有的梦却记不得了，这主要是与睡眠的（　）有关。

　　A 质量　　B 深浅　　C 时间长短

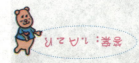

答案：1.A 2.B

86 有的人为什么会梦游？

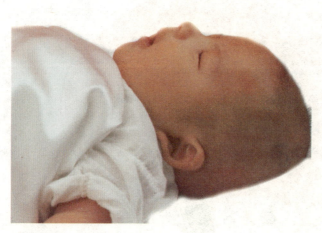

有的人睡着以后，会突然起床做一些莫名奇妙的事情，当他醒来的时候，别人问起他这一晚上的事情，他竟然什么都不知道，这就是梦游的表现。

梦游是一种脑功能障碍。在正常的情况下，人在做梦的过程之中，大脑就会将一些指令传递给肌肉运动系统，做出某些反应。例如，当人们梦见危险事物的时候，大脑就会命令双腿奔跑。但是人体中还有一种阻断机制，这种阻断机制会阻止信号传递到肌肉运动系统中，使人继续睡在床上。如果这种阻断机制失调，人就会出现梦游的现象。梦游的时候梦游者的躯体处于睡眠状态，而感官方面却只是部分处于睡眠状态。

那么，什么人容易梦游呢？事实证明，那些具有焦虑、抑郁、恐惧等心理的人，比较容易使梦游症加重。因此，应该消除以上不良的心理，防止患上梦游症。

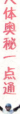

湿发睡觉好不好？

湿发睡觉时，会使大量的水分滞留于头皮表面，这样最容易患病。睡到半夜会感到头皮局部有麻木感，伴有阵阵隐痛。次日清晨，更会出现莫名的头痛或头晕现象，严重者还会出现恶心。长此以往，还会引发一种称为"头皮下静脉丛炎"的疾病。

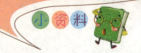

小资料

考考你

1. 梦游是一种（　　）功能障碍。

A 身体　B 脑　C 心脏

2. 梦游的时候梦游者的（　　）处于睡眠状态。

A 心理　B 感官　C 躯体

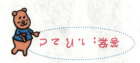

答案：1.B 2.C

87 为什么看别人打哈欠，自己也会打哈欠？

　　人在疲劳或困倦的时候，总会打哈欠、伸懒腰。打哈欠是一种自发的生理反应，是缺氧的表现。从医学的角度看，打哈欠有助于纠正血液中氧气和二氧化碳的不平衡，当体内二氧化碳的含量过多时，哈欠就被激发出来了。

　　很多人在一个房间，如果一个人打哈欠，其他人就会一个接一个地打哈欠，好像哈欠能被传染一样。其实是因为大脑能够暂时抑制哈欠，但看见别人打哈欠，自己就不再受大脑的控制了，也会不由自主地开始打哈欠了。当然，许多人在一个屋子里，屋子里的氧气减少，相反二氧化碳却增多了，人们都想多吸入空气，就都开始打哈欠了。当然，在某些交际场合是不能随便打哈欠的，不然就是没有礼貌的表现。

173

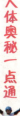

为什么打呵欠时会眼泪汪汪？

在人眼睛外上方的眼眶里，各有一个泪腺，除了睡觉之外，泪腺时时刻刻都在分泌泪水。当人打哈欠时张大嘴巴，一股气体从口中冲出，口腔压力增高，鼻腔压力也增高，泪水在泪道受阻，便会夺眶而出。

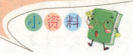

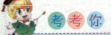

1. 打哈欠是一种自发的生理反应，是（　）的表现。

A 缺氧　B 缺二氧化碳　C 贫血

2. 当体内的（　）的含量过多的时候，哈欠就被激发出来了。

A 氧气　B 二氧化碳　C 空气

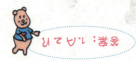

答案：1. A 2. B

88 睡觉姿势对人体有什么影响？

　　人的一生大约有 1/3 的时间是在床上度过的，也就是说，如果人活了 90 岁，那么光睡觉的时间就要占 30 年。睡眠质量的好坏对身体健康具有很重要的作用，而睡觉的姿势跟睡眠的质量有很大的关系。

　　比较科学的睡觉姿势是向右侧卧，微屈双腿，全身自然放松，像一张弓一样。因为心脏位于胸腔左侧，向右侧卧会使更多的血液流向身体右侧，这样既能减轻心脏的负担，又能恢复肝脏的功能。当然睡觉的姿势不会是一成不变的，往往一晚上要翻身 20 ～ 45 次。"卧如弓"指的是

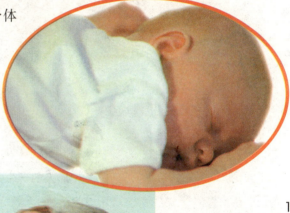

睡觉前采用的入睡姿势。

　　有的人喜欢仰睡，但要注意不能把双手交叉放在胸前，这样会压迫心脏，影

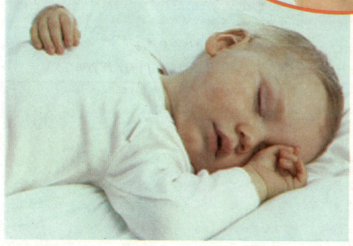

人体奥秘一点通

响呼吸，有时还会做恶梦。而趴着睡觉则会压迫胸、腹部，加重心肺等器官的负担，醒来后会感到脖子酸胀，浑身不舒服。

为什么清晨起床后要打开窗口？

人们在夜晚睡觉时，尤其是在深秋和冬季，一般都是紧关着门窗睡觉。因为呆在密闭的房间里，全家人呼出的二氧化碳不能及时排出，全部积存在房间里，氧气逐渐减少，屋里的空气十分混浊，使人精神不振。这样，就需要在起床后及时打开窗户了。

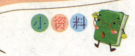

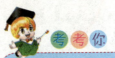

1. 人的一生大约有（　）的时间是在床上度过的。
　　A 1/5　　B 1/4　　C 1/3
2.（　）是睡觉前采用的入睡姿势。
A "站如松"　　B "坐如钟"
C "卧如弓"

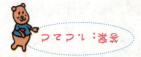

答案：1.C 2.C

89 人为什么会失眠？

据统计，我国有失眠症的人占 10% 左右。失眠的人在夜里难以入睡，即使睡着了也会多梦，醒后无法入睡或早醒，还有的人彻夜难眠，并常伴有头疼、疲乏、心悸、健忘、食欲不振等症状。

失眠是由于紧张、焦虑、抑郁等心绪引起的，长期失眠会造成精神萎靡、患高血压、冠心病、脑中风、糖尿病、十二指肠溃疡等疾病，甚至会导致未老先衰。

人们应该根据自己的实际情况改善睡眠质量，维护身体健康。治疗失眠可以采用精神疗法，再辅以食疗。牛奶、水果、莲子等食物都有助于睡眠，因为牛奶中的氨基酸可以抑制大脑的兴奋；水果中的碱性物质可以平衡身体中的酸碱度，对神经的休息有促进作用；莲子的莲子碱能够促进胰岛素的分泌，有助于睡眠。

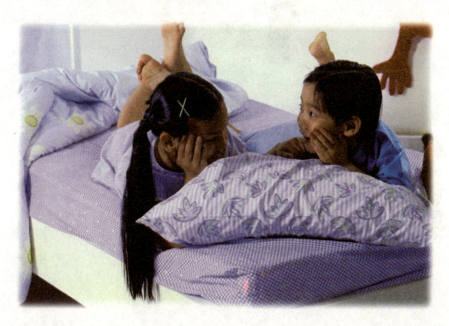

177

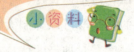

多长的睡眠时间才算合适？

新生儿几乎整天都在睡。2~4岁的幼儿一天约睡12小时，5~6岁的幼儿一天约睡11小时，7~14岁的儿童一天约睡10小时，15岁以上的人大约睡8小时就可以了，60岁开外的人，睡眠得时间常常降到6小时以下甚至更短。

小资料

考考你

1. 我国有失眠症的人占（　　）% 左右。
   A 10　B 20　C 30
2. （　　）中的氨基酸可以抑制大脑的兴奋。
   A 水果　B 莲子　C 牛奶

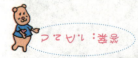
答案：1.B 2.C

90 为什么睡觉会"落枕"？

落枕，又称为颈部扭伤，是一种常见的软组织受伤病症。落枕一般是因为睡眠时头部位置不当，或枕头过高，或肩部受风等因素引起的。落枕的人清早起床后感到颈部疼痛，且不能转动，用手指按压有痛感，甚至局部有轻微的肿伤，这就是落枕。落枕会引起头晕、精神不振、烦躁、没有食欲等一系列症状，会影响工作和学习。

治疗落枕，最有效的方法就是推拿法。用手轻轻地揉颈、背、胸廓等压痛点3～5分钟，同时头部慢慢地向前弯曲，然

179

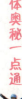

后轻轻地向后仰，左右转动。等到肌肉放松的时候，突然把头部向不痛的那一侧猛转。但如果肌肉太紧张的话，就不能用这种方法了，这时最好请医生按摩、热敷和针灸，或者贴上风湿止痛膏。

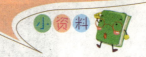

既然有长颈鹿，那么有没有长颈人呢？

世界上有很多长颈民族，其中最著名的是缅甸巴达温人。他们将沉重的黄铜项圈套在年轻女孩子的脖颈上以防止恶灵靠近。随着年龄的增加，项圈的数量也会随之增加，层层的项圈将女孩子的脖颈拉得十分长，从而导致颈椎严重畸形，以致于没有项圈脖颈就无法支撑下去。

小资料

考考你

1.落枕，又称为颈部扭伤，是一种常见的（　）组织受伤。

　　A 软　B 纤维　C 神经

2.当我们落枕的时候，最有效的方法就是（　）。

　　A 热敷　B 针灸　C 推拿法

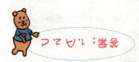

答案：1.A 2.C

91 人也冬眠吗？

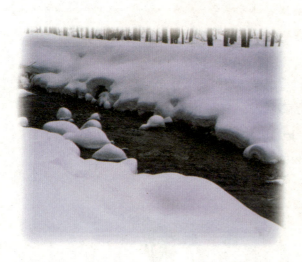

在寒冷漫长的冬季，很多动物都要冬眠。生物学家发现，在冬眠的过程中，动物伏在窝里，生理活动非常缓慢，几乎不用消耗能量。

这个现象给科学家们一个启示：在特定的低温条件下，如果保持生命细胞固有的生命活力，等恢复生机以后，机体还能继续活动。现代超低温生物学的"生命冷冻"将实现人类的这个梦想。科学家们已经研究出用超低温冷库，来贮存动物的精子和胚芽，相信不久的将来，"冷冻胎儿"就会出现。至于人体的冷冻方面，已经有了先例。1967 年 1 月 19 日，美国物理学家詹姆斯·贝福德患癌症即

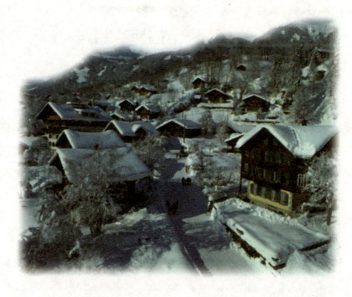

人体奥秘一点通

将死亡，医生根据他的要求，把他的身体迅速冷冻到零下196℃，然后装进不锈钢棺材，放进零下200℃的冰墓里。他这样做是希望在医学发展到能够治疗癌症的时候，再把他解冻，治愈疾病。

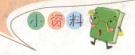

打寒颤有什么作用？

人体的正常体温大约为37℃。当感到寒冷时，大脑便启动防寒系统——打寒颤，就是某些肌肉本能地剧烈收缩。因为肌肉收缩能产生热量，打寒颤便起到了热身的作用。

小资料

考考你

1.现代超低温生物学的（　）将实现人类的这个梦想。

　　A 生命冷冻　　B 生物冷冻

　　C 胚芽冷冻

2.1967年1月19日，（　）物理学家詹姆斯·贝福德因患癌症即将死亡。

　　A 英国　　B 意大利　　C 美国

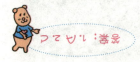

答案：1.A 2.C

92　人为什么有记忆？

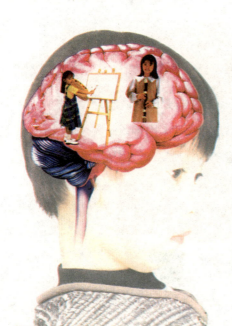

　　人的记忆是由脑掌管的。脑包括大脑、小脑、间脑和脑干，它们各有不同的功能，大脑是掌管人体感觉和运动的"司令部"，也是思想活动的"指挥中心"。

　　大脑位于脑的最上层，外形很像核桃仁儿，分左右两个半球，约占整个脑的 3/4 大小。它的外层呈灰白色，叫灰质，即通常所说的大脑皮层，约由 140 亿个神经细胞组成。内层呈白色，叫白质，大量的神经纤维都集中在这里。

　　外界的各种声音、光、气味以及其他刺激，通过人的眼睛、耳朵、鼻子、皮肤等感觉器官被人体感知，然后由神经传送到大脑，引起大脑有关部位兴奋。每次

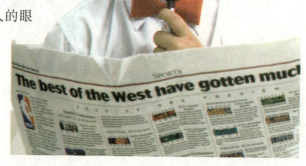

The best of the West have gotten muc

人体奥秘一点通

兴奋在大脑皮层都会留下痕迹，经过大脑的加工处理，这些兴奋可通过某种方式表现出来，这就是大脑的记忆能力。兴奋的次数越多、越强烈，留下的痕迹就越深，脑子也就记得越牢。

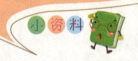

爱因斯坦的大脑跟平常人有什么不同？

爱因斯坦的大脑里神经胶质要比普通人多73%，因为神经细胞能够进行思考，而神经胶质细胞则是供给神经细胞营养的，所以，爱因斯坦比普通人思维卓越。

小 资 料

考 考 你

1. 人的记忆是由（　）掌管的。
   A 脊椎　B 心脏　C 脑
2. 人的大脑位于脑的（　）。
   A 最上层　B 中间　C 最下层

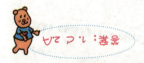

答案：1.C 2.A

93 男人和女人的大脑有什么差异？

一般来说，男性的右侧大脑比较发达，主要负责精细的动作和技术，与人的听觉、视觉和触觉关系较大。因此，男性在掌握技术性的操作方面要比女性快。而女性的左侧大脑比较发达，而左脑控制着语言能力，因此她们的语言能力比较强，开始说话的时间也比较早。

为什么大脑会有性别上的差异呢？科学家经过分析，认为男性大脑的两个半球分工比较严格，而女性却不是很明显。这是由于男性胎儿要比女

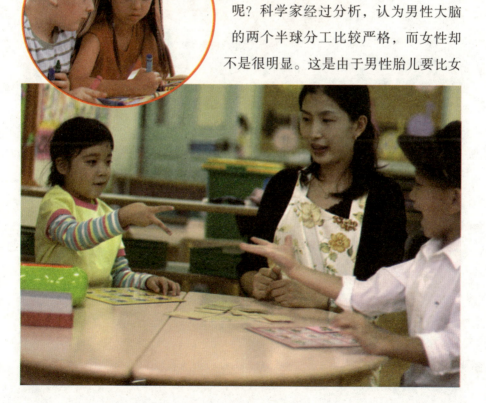

人体奥秘一点通

性胎儿早 4 个星期显示出性别，雄性激素较早和较多地分泌，抑制了左脑的发育而促进了右脑的发育。一位加拿大科学家证实，男孩从 6 岁左右开始，用左手分辨物体的准确度比右手高；在这一点上女孩即使到了成年也赶不上男性，这就是由于男孩的右脑比较发达，并且机能分化较早造成的。

为什么大脑能记住事情？

大脑由许多的神经细胞组成，人每天听到或看到的事情会变成一种信号，对大脑的神经细胞产生刺激，在大脑中留下印象。刺激愈强烈，大脑里留下的印象就愈深刻，大脑就是这样把事情记住的。

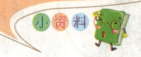

186

1. 一般来说，男性的（　）大脑比较发达。
　A 左侧　B 右侧　C 整个
2. 男性胎儿要比女性胎儿早（　）个星期显示出性别。
　A 4　B 3　C 2

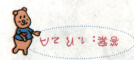

答案：1. B　2. A

94 人脑中有"指南针"吗？

　　地球是一个巨大的磁体，地球上的生物都受到 0.5 高斯强度磁场的影响。动物的身上只要有"指南针"就不会迷失方向了。那么，人的大脑中是否也有"指南针"呢？

　　科学家发现，有的人睡觉的时候朝南北方向就会睡着，而朝东西方向的时候就会失眠；有的人即使蒙着眼睛到了陌生的地方，照样能够指明南北方向，这说明人有感知地磁的能力。英国动物学家罗宾博士发现了人能感觉地磁。他用曼彻斯特大学的学生做实验，他把这些 16～17 岁的学生分为两组：一组人的头上捆着磁棒，另一组人的头上捆着铜棒。他们都蒙着眼睛被送到城市西南 5 公里以外的地方，再让他们说出方向，结果，头上戴铜棒的学生指示的方向大部分是正确的，而头上戴磁棒的学生大多属于正确的方向反时针转了 90° 角。这个实验有力地证明，戴上磁棒确实对人有影响，能使人丧失方向感。

187

人体奥秘一点通

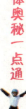

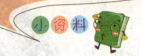

酒精真能伤脑吗？

没有证据说适度喝酒会伤害脑子。然而，酒徒的饮食往往会造成维生素不足，这样最终会损坏脑细胞，长年累月地酗酒会导致脑子不能容纳长期记忆，此外酒精中毒还可能使控制平衡和姿势的小脑退化。

小·资料

188

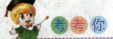

考考你

1．地球就是一个巨大的磁体，地球上的生物都受到（　　）高斯强度的磁场影响。

A 0.5　B 0.6　C 0.7

2．（　　）国动物学家罗宾博士发现了人能感觉地磁。

A 美　B 英　C 中

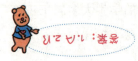

答案：1.A 2.B

95　人脑的结构是怎样的？

每个人都拥有世界上功能最全、储存量最大、程序最复杂的"电脑"——人脑！它只有一千多克，像人的拳头那么大，类似于核桃的形状。

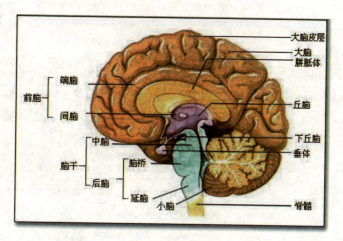

图中标注：大脑皮层、大脑、胼胝体、丘脑、下丘脑、垂体、脊髓、前脑、端脑、间脑、中脑、脑干、后脑、脑桥、延脑、小脑

人脑包括大脑、小脑及连接大脑、小脑的间脑、中脑和延髓组成。间脑、中脑、延髓统称为脑干。大脑不同的部位有着不同的功能。当相应的部位出现障碍将不能进行相应的思维。

大脑是脑的最高层部分，也是人脑中最复杂最重要的神经中枢。人脑的平均重量在 1550 克左右，仅占体重的 2%～3%，然而它的血流量却是全身的 20%，消耗的氧气是全身的 25%。原因就在于人脑高度发达的大脑皮层。

小脑位于大脑和枕叶的下方，在脑干之后。主要功能是和大脑皮质运动区共同控制肌肉的运动，调节姿势和身体的平衡。

脑干位于脊髓的上端。由脊髓传至脑的神经冲动，先传到脑干，再由脑干传至大脑。它对维持觉醒和抑制、过滤各感觉器官传入的信息起着重要的作用。主要功能是维持个体生命的心跳、呼吸、消化、体温、睡眠等重要生理活动。

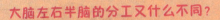

大脑左右半脑的分工又什么不同?

　　左脑主管抽象思维，具体有：辨认时间、计算、逻辑分析、理解、听觉、语言（议论、听、说、读、写）等。

　　右脑主管形象思维，具体有：认识空间、感受音乐、情感等。

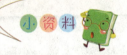

小资料

考考你

1. 人的行动受（　　）控制。

A 大脑皮层　　B 大脑灰质　　C 大脑白质

2. 人的大脑在某一时刻可以做（　　）事。

A 一件　　B 两件　　C 多件

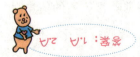

答案：1. A　2. A

96　人为什么会打嗝？

　　打嗝是一种常见的消化道受刺激的症状。人之所以会打嗝，原因在于人的胸腔和腹腔之间有一层膜，上面布满肌肉，医学上叫膈膜。膈膜是一个扁平而薄的横纹肌，样子好像张开的降落伞。膈膜能够帮助呼吸，吸气时，它向下降；呼气时，它向上升。因此，如果吃得太快或太急；或者吃进过冷或过热的食物时，就可能刺激嗝神经。它经过一系列复杂的神经反射，引起膈膜的不正常强烈收缩，空气就被突然吸进气管。这时声带关闭，由此发出一种"呃——"声，这就是打嗝。

　　正常人发生打嗝大多是轻而短暂的，只需在上腹部轻轻按摩，或喝

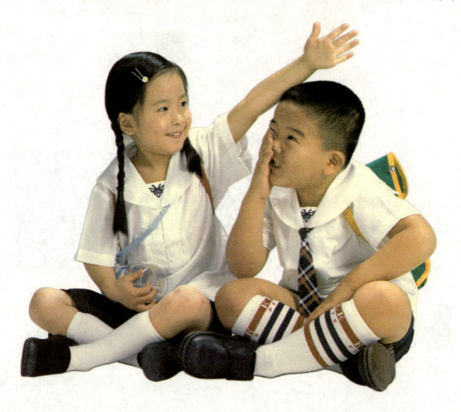

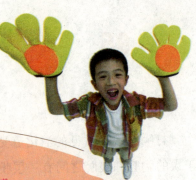

上一口温热茶水，用手捂一会儿鼻子和嘴；或者采用针刺疗法，打嗝很快就会停止。个别顽固、持久的打嗝，可能是由于疾病引起的，则应请医生进一步检查与治疗。

胃液由哪些成分构成？

胃里有数以百万计的胃腺细胞，产生胃液的组成成分——黏液、盐酸和胃蛋白酶原。其中酶是一种在体内加快化学反应速度的蛋白质。酶分子在发生作用时本身不被消耗，这意味着它们可以连续几千次重复自己的工作。

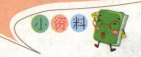

考考你

1.膈膜是一个（　）的横纹肌。

A 扁平而薄　B 竖直而薄　C 扁平而厚

2.打嗝是因为（　）受到刺激而造成的。

A 消化道　B 胃　C 嗝神经

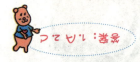

答案：1.A 2.C

192

97　为什么会有不同肤色的人？

　　科学家研究发现，人类祖先的肤色在一开始基本相同，只是到了后来，人们移居到不同的地区，为了适应外界环境才渐渐出现了肤色的差异。

　　皮肤的颜色主要是由皮肤内黑色素的含量决定的，黑色素是一种黑色或棕色的颗粒，可以阻挡对人体有害的紫外线。人类皮肤的颜色，是进化过程中适应自然环境的结果。阳光中的紫外线能帮助人体合成维生素 D，增强人体对疾病的抵抗力。紫外线过多或过少对人体都不利，而黑色素如同遮光的"伞"，起到阻挡紫外线的作用。

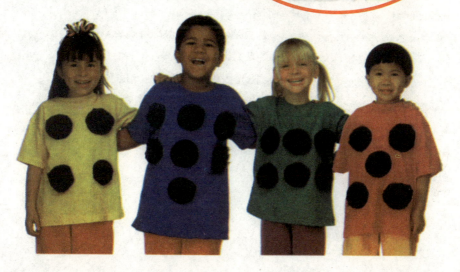

　　居住在赤道地区的非洲人，皮肤常年受到强烈日光的照射，体

内黑色素大量产生,因此非洲人皮肤呈黑色。在高寒的北欧太阳光线较弱,身体里的黑色素很少,皮肤就呈白色。而黄种人聚居在温带地区,阳光强烈的程度居中,黑色素也介于前面二者之间,所以皮肤的颜色就呈黄色。

为什么皮肤遇热会变红?

皮肤遇热时,皮下的微血管会微胀起来,加速血液的流动。因为血液快速地流向皮肤的表面,所以皮肤的表面看起来会红红的。

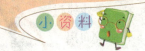

小资料

考考你

1.人类的皮肤之所以会不同,是为了( )造成的。

A 适应环境 B 自身出现差异

C 人为迫害

2.阳光照射最强烈的地方是( )。

A 赤道 B 温带 C 高寒带

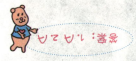

答案:1.A 2.A

98　夏天为什么会长痱子？

痱子是夏季经常发生的一种皮肤病，在南方更常见。

如果天气又热又潮湿，屋子又不通风，或者衣服太厚、太紧，皮肤上的汗水就不容易蒸发了。那么汗出得再多，也发散不掉多少热量。但是，体温中枢还是一个劲儿命令汗腺多出汗，如果不注意皮肤卫生，脏东西就会把毛孔堵住。这样，汗水流满皮肤，还可能堵塞汗腺管口，阻止汗水进一步排泄。在这种情况下，汗毛孔周围的皮肤就会发炎，长出刺痒的小红点，这就是痱子。

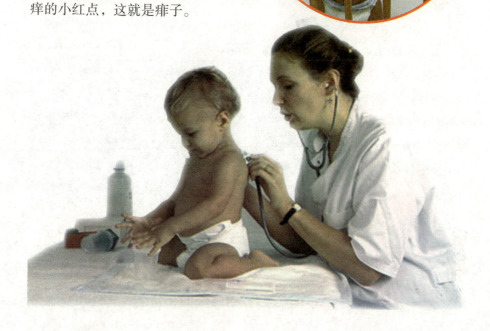

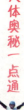

人体奥秘一点通

痱子大多密集成片，但也有少量出现的。这些小红点刺激了皮肤下面的神经，产生痒和刺痛的感觉。如果搔痒抓破了皮肤，感染了细菌，可能引起局部溃烂，甚至演变成脓疱、疖子等。所以，夏天要经常洗头、洗澡，多喝开水，穿的衣服要宽大透气。出了汗马上擦掉，这样可以防止痱子的产生。

皮肤上的寄居者

在人的皮肤上，生活着数以亿计的微生物，这些微生物大多数是细菌。人的皮肤上数量最多的细菌是棒状细菌，霉球菌、链球菌和大肠杆菌。另外，人类的皮肤上还生活着螨虫，它们多生活于毛囊和很多成年人面部的皮脂腺处。

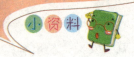

1. 人受热时，皮肤中的血管会（　　）。
   A 扩张　　B 紧缩　　C 不变
2. 痱子（　　）大片出现。
   A 一定是　　B 一定不是
   C 不一定是

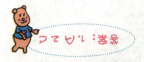

答案：1.A　2.C

99　为什么人能长高？

　　人体之所以能长高，是因为骨骼在不断生长。骨头的两端是软骨，这种软骨有一个特点，就是在生长的同时，不停地进行骨化，人就是这样一点点长高的。到了二十几岁，软骨不再生长，最后全部骨化，人的个子就不会再长了。

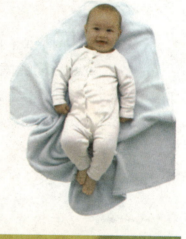

　　人的高矮决定于遗传、营养以及体育锻炼等因素。一般来说，父母个子高，孩子也会较高；父母个子矮，孩子也会较矮。如果从小就加强营养，并注意体育锻炼，即使父母个子矮，孩子也可能长得较高。同时，充足的睡眠也可以促使孩子个子长

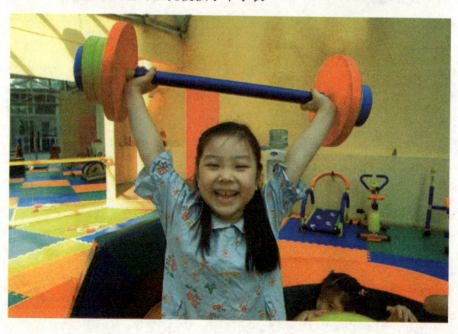

高，因为儿童熟睡时的成长速度比醒着时快 3 倍。

另外，生长激素也会影响人的身高。在生命体的幼年时期，生长激素刺激骨化或把软骨转化为骨头；如果生长激素在孩子青少年时期分泌较多，就会促进机体生长，反之，则会抑制机体生长。

有趣的矮人国

中非的俾格米族人，是有名的矮子国，男子平均身高仅1.4米。而侏儒出生时一般正常，但因生长激素不足，生长速度会比正常人慢一半，一直长到二十多岁，最终身高仅1.2米左右。

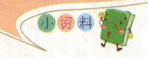

小资料

考考你

1. 人长高靠的是（　　）。

A 软骨　B 骨髓　C 骨头

2. 人到（　　）岁就不再长了。

A 十几岁　B 二十几岁　C 三十几岁

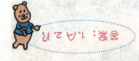

答案：1.A 2.B

100 人为什么会有冷与热的感觉？

根据科学家的研究，在人体的皮肤里，分布着很多感受温度的感受器官。感受器官可分成两大类：一类为专门感受冷，它所存在的皮肤部位便叫冷点；另一类专门感受热，皮肤上面也相应存在着许多热点。

当皮肤受到了低温的刺激之后，冷点处的感受器便立刻会兴奋起来，它们将接收到的信息通过神经末梢传送至中枢神经，人体便产生了冷的感觉。同样，皮肤通过这样的方式也可以感觉到热的刺激。

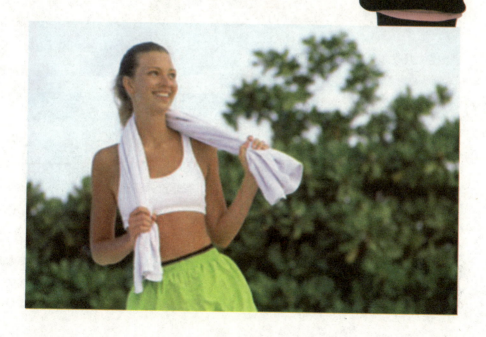

根据科学家的计算，人体的全身共有25～30万个冷点和3万个热点。如果按每平方厘米计算，在面部皮肤里有冷点8～9个，热点1～7个；前臂皮肤有冷点13～15个，热点1～5个；腿部的皮肤有冷点4.8～5.2个，热点有0～4个。可是在人体躯干的皮肤里，和四肢与面部相比，冷点相对要多一些。因此，人体四肢和面部的皮肤要比躯干的皮肤更为耐寒一些。

为什么人会发烧?

发烧主要是由各种病原体的感染引起的，像病毒、细菌、寄生虫等。有些非感染性疾病也可以引起发烧，最典型的就是恶性肿瘤。病菌有培养毒素的作用。体内的毒素一增加，大脑调节体温的中枢就会受到刺激而使体温升高。所以，有人把体温当作身体状况的报警器。

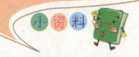

小·资·料

考考你

1. 人全身有（　　）个冷点。
A 1～3万　B 10～15万
C 25～30万
2. 人的皮肤除了有热点外还有（　　）。
A 温点　B 冷点　C 冰点

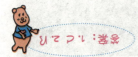

答案：1. C　2. B

101　人的皮肤为什么会晒黑？

人的皮肤在太阳光下晒，阳光中有紫外线，能使皮肤里的血管扩张，使皮肤变红。同时，皮肤里还有另一种物质，在受到紫外线的照射时会变成紫色，被称作黑色素。黑色素在皮肤的外层，起到保护皮肤不受阳光过度照射的作用。如果长时间在强烈的阳光下暴晒，紫外线穿透了皮肤外层的黑色素，这时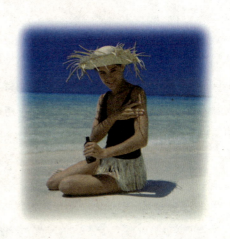皮肤就会被晒伤。所以小朋友在太阳很强的日子，不要长时间呆在外面。

皮肤表层的黑色素能防御紫外线的照射，过量的阳光照射会刺激黑

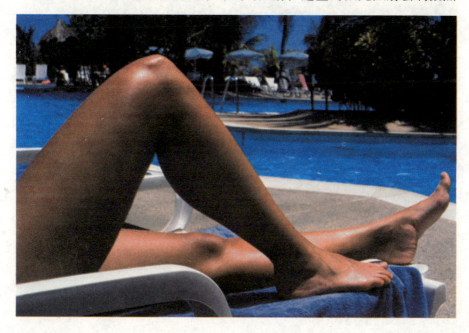

色素细胞，从而加速黑色素的产生，使皮肤变黑。

医学研究已经证实，阳光里的紫外线可以增加患皮肤癌的几率，所以我们应当避免长期在阳光下暴晒，在户外要涂抹防晒霜进行预防。

不同的皮肤

与人类的亲戚猿猴相比，人类的皮肤几乎是裸露的，但事实上，我们拥有与猿猴数量相同的体毛。不同的是，猿猴的皮肤上覆盖的是浓密的鬃毛，而人类的皮肤上覆盖的是短细的汗毛。猿猴的鬃毛有助于猿猴保暖，而人类则依靠衣服来抵御寒冷。

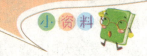

1. 容易晒伤皮肤的是阳光中的（　　）。
　A 红外线　B 紫外线　C 可见光
2. 黑色素受到紫外线的照射会变成（　　）。
　A 紫色　B 红色　C 绿色

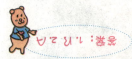

答案：1.B 2.A

102　人身上为什么总是生"灰"？

人只要活着，身体的各器官就会永不停歇地进行新陈代谢。新的细胞不断生长，老的细胞不断死亡，皮肤在这方面更加活跃，它每天要脱落成千上万个衰朽、死亡的角化上皮细胞；而且皮肤表面和汗腺每天排水 600 ～ 700 毫升，这是看不见、觉察不出来的隐性出汗；皮脂腺每天也排出很多多余的皮脂，这三样东西——水、油、代谢产物（脱落细胞）和它们的分解物混合在一起，就形成了我们常说的身上的"灰"。

皮肤是人体的一道天然屏障，它保护身体组织和器官，免受外界的各种刺激和损害；皮肤还能

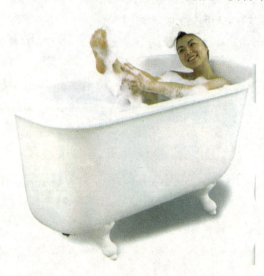

防止细胞侵入，同时防止体内水分过分地散发。皮肤作为人体的感觉器官，能不断地感受体外发生的各种变化。它也是人体的恒温装置：体温过高时，皮肤就会通过排汗来散发热量；天气变冷时，皮肤血管就会收缩，维持体温稳定。另外，皮肤还有滋润毛发、排泄废物的功能。

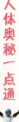

为什么说皮肤是人体最大的器官？

肝脏是人体内脏中的一个大器官，但是皮肤比肝脏更胜一筹，皮肤是人体中最大的器官。皮肤可以覆盖身体表面凹凸起伏的各个部位，而且深入人体的每一道褶痕，如果将皮肤展开铺平，它的面积大约在1.5平方米至2平方米之间。

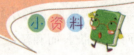

1. 皮肤表面和汗腺每天排水（　）毫升。

A 300 ～ 400　　B 600 ～ 700

C 1000 ～ 1200

2. 人体的新陈代谢（　）。

A 不停地进行　　B 间断进行

C 一直没有

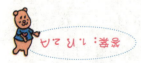

答案：1.C 2.A

103　有些人为什么易过敏？

　　有些人吃了海鲜以后会全身发痒，甚至长出皮疹；有的人嗅到油漆的气味或者皮肤沾上油漆就会红肿起来，有时候还会发炎、发痒、淌水；有的人用某些药膏或化妆品搽皮肤以后，皮肤就会发炎……这些都是过敏的症状。为什么有的人容易过敏呢？

　　容易过敏的人属于敏感性体质，当他们接触到一些物质时，比如海鲜、油漆、药物等，身体内就会产生一种物质来对抗它们。在对抗过程中，体内的一些细胞和组织发生了变化，释放出了某些化学物质，使人体的血管扩张，通透性增强。这时，大量的血液成分就会渗透到皮肤里去，皮肤

205

人体奥秘一点通

就会出现疹块、发痒等症状。

　　皮肤发生过敏的时候，应该去医院就诊，寻找出过敏的原因。同时，要保持日常的生活规律，饮食清淡一些。还要增强体质，减少与过敏源的接触。

为什么注射青霉素前要做皮试？

　　注射青霉素前先做皮肤试验，是为了防止过敏反应。当青霉素进入到过敏体质的身体后，会引起平滑肌收缩，血管扩张，血压下降，甚至休克，严重时还可以置人于死地。所以，在打青霉素之前要做皮试很有必要。

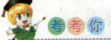

　　1. 有些人吃了海鲜以后会全身发痒，甚至长出（　　）。

　　A 青春痘　　B 鸡皮疙瘩　　C 皮疹

　　2. 大量的血液成分渗透到（　　）里去，皮肤就会出现疹块、发痒等症状。

　　A 皮肤　　B 表层　　C 淋巴

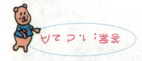

答案：1.C 2.A

104 为什么人会发笑？

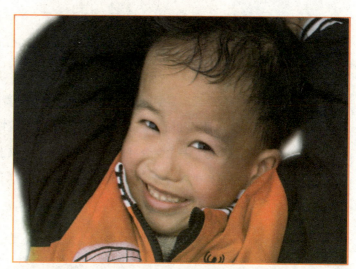

笑是一种使肌肉松弛的反射动作，当神经脉冲传来，会呈一断一续的连贯的信号状态，如果信号非常轻微，便是"痒"；若信号强烈时，肾上腺素就发出相对的信号，使得肌肉一刹间紧张，一刹间受到遏止，这样连续不止，产生生理反射的结果，便形成了笑。同理，当人遇到一桩事件，先是紧张，观察之下，发现原来的判断是错误的，精神就会立刻松弛，这时也会发出笑声。笑的时候，肌肉得到适当的振动，如同被

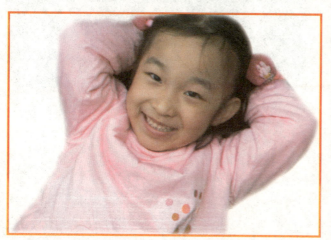

按摩一般，故而起到了松弛的效果。肌肉的松弛是有利于生理的一种反射作用，但过度的松弛则会造成神经的麻痹。

人喜欢笑，因为笑能达到有限运

人体奥秘一点通

动的效果，有利于身心健康。笑是人生最美好的东西，给别人一个微笑，自己收获的不仅是微笑，而且是一整天的心情愉悦，所以在任何时候都不要吝啬自己的微笑。

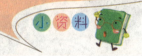

为什么吃饭时不要高声谈笑？

人的喉部下连着两个管道，一个是气管，一个是食管。一个像盖子的会厌软骨来回盖着两个管，让人既能呼吸，又能吞咽食物。如果吃饭时说话，就会弄得会厌软骨不知所措，正当它盖着气管吞咽食物时，大脑忽然给它一个命令：打开气管入口，让气流出来，食物却正好进入气管，这样就会被呛着。

小资料

考考你

1. 笑是一种使肌肉（　）的反射动作。
A 紧张　B 松弛　C 没有变化
2. 笑对身体（　）。
A 有好处　B 有坏处　C 没影响

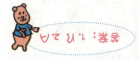

答案：1.B 2.A

105 人的七大营养要素是什么？

　　我们每天从食物中获取的营养物质主要有蛋白质、碳水化合物、脂肪、维生素、无机盐、纤维素和水等 7 种，它们合称为七大营养要素。

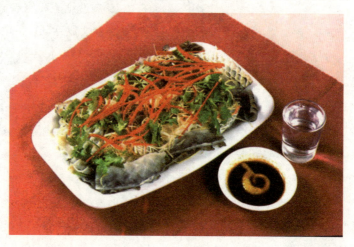

　　蛋白质是制造细胞和组织的基本材料，它可以传递信息、维持大脑运转、促进化学反应；在人体所需的能量中，大约有 60% 是碳水化合物提供的。碳水化合物是人体主要的能量来源；脂肪主要为人体贮存和提供能量，我们平常吃的花生油、菜子油等都是脂肪类食物；维生素可保证人体的机能正常、维护身体健康；无机盐又叫矿物质，其中钙、镁、钾、钠、磷、氯、硫在人体中的含量比较多，但有些矿物质比如铁、锌、碘、铜等的含量比较少，因此将它们称作为微量元素；纤维素有利于肠蠕动和排便，

人体奥秘一点通

能使人产生饱腹感；水在人体中约占体重的60%，它参与机体的新陈代谢和体温的调节，帮助消化并排出人体内的有害物质。

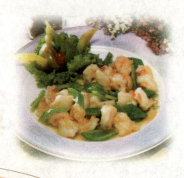

减肥的时候是不是也要节食蛋白质？

每人每天蛋白质的需要量是80克左右，运动量大的人则多一些。蛋白质只是每天的副食，不是每天热量的主要来源。但它却是构成人体器官、荷尔蒙和免疫物质的主要原料，故蛋白质不能减。

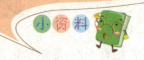

小资料

考考你

1. （　）是制造细胞和组织的基本材料，可以传递信息、维持大脑活动、促进化学反应。

　　A 蛋白质　　B 碳水化合物　　C 脂肪

2. 在人体所需要的能量中，大约有60%是（　）提供的。

　　A 蛋白质　　B 碳水化合物　　C 脂肪

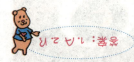

答案：1.A 2.B

106 蛋白质对人体有什么作用？

蛋白质是人体重要的组成部分，约占人体总重量的50%。人每天必需摄入一定量的蛋白质，才能维持正常的机体活动。

人体的组织器官由细胞组成，而蛋白质就是组成细胞的重要成分。人的生长发育离不开蛋白质，特别是婴幼儿，缺少蛋白质就会影响生长发育和智力。人体由于酶和激素的共同参与，才使许多生理作用得以完成，而酶和激素的主要成分也是蛋白质。人体血液的酸碱度和渗透压的平衡、水分在体内的合理分布以及遗传信息的传

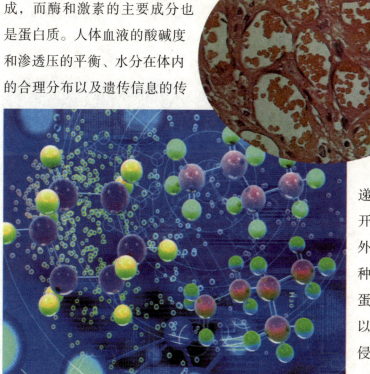

递，也都离不开蛋白质。另外，人体有一种叫做抗体的蛋白质，它可以战胜传染病侵入人体。

人体时刻

人体奥秘一点通

都在新陈代谢，因此蛋白质也在不停地工作着。一个健康的人每分钟就有约 10 亿个红细胞被制造出来，这是一个宏伟的工程，而它的"建筑师"就是蛋白质。

为什么不能老吃含蛋白质丰富的食品？

近年的研究却告诉人们，过多的蛋白质对人体并不是有益无害的。吃过多的肉类及含胆固醇的食物，不仅易患动脉硬化，也伤害血液循环，而使供给细胞的氧气减少，因此增加了导致癌症的机会。

小·资·料

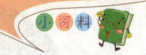

考·考·你

1. 蛋白质是人体重要的组成部分，约占人体总重量的（　　）%。

A 60　　B 50　　C 40

2. 人体中有一种特殊的（　　），叫做抗体，可以战胜传染病入侵人体。

A 蛋白质　　B 维生素　　C 血红蛋白

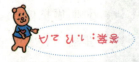

答案：1.A　2.A

107 吃饱了为什么想睡觉？

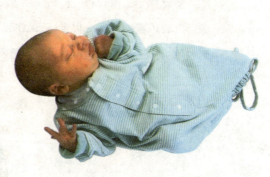

人在吃饭时，为了感觉食物的味道，血液有向头部聚集的趋向。人一吃饱，胃的蠕动就会加快，胃蠕动需要很多血液来供给肌肉的运动。为了消化食物，几乎全身的血液都会到胃部进行消化，包括脑部的血液。因此脑部会出现暂时性的血液缺乏，脑部血压降低，人就会犯困，所以造成想要睡觉的现象。

很多人吃饱后犯困，就想躺下来睡觉，什么都不想干。医生提醒大家，饭后立即睡觉是不科学的。因为机体大部分的组织器官，在睡觉时开始进入代谢缓慢的"休整"状态，而胃肠道却被迫处在"紧张工作"中，造成机体部分状态不平衡，这样不但影响了睡眠，更易导致消化不良。"吃饱了就睡"还会造成胃肠道蠕动减慢，部分蛋白质不能被消化吸收，产生胺类、氨、吲哚等有毒物质，增加肝肾的负担和对大脑的毒性刺激。

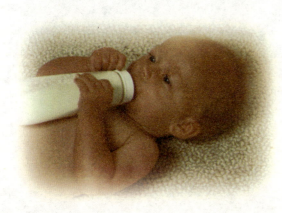

而且吃饱后立即睡觉容易造成肥胖，引起血胆醇特别是低密度和极低密度的脂蛋白胆固醇增高，引起动脉硬化，发生冠心病和高血压。

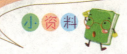

胃的功能

　　胃就像一台搅拌机，食物在这里得到进一步的研磨，变成浓稠的食糜。胃里有三层肌肉，它们有节律地收缩、挤压、磨细、搅拌食物，等食物离开时，大都变成了直径不到1毫米的颗粒。

小资料

考考你

　　1.人吃饱时，胃的蠕动（　　）。
　　A 加快　B 不变　C 变慢
　　2.人吃饱时，需要（　　）的血液帮助胃进行消化。
　　A 很少　B 很多　C 正常

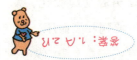

答案：1.A 2.B

108 人体器官为什么可以移植？

器官移植就是把一个已经失去功能的人体器官，用手术的方法切除，换上一个好的器官来代替它。最早进行器官移植的脏器是肾脏。20世纪50年代，首次肾脏移

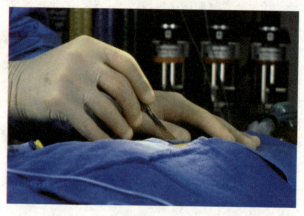

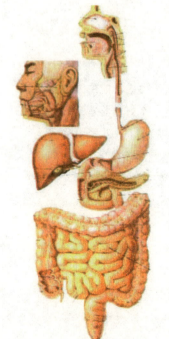

植成功以后，全世界已有数以万计的肾脏病人进行过肾脏移植。现在的肾脏移植已经成为治疗失去双肾病人的一种重要方法了。

随着肾脏移植的成功，心脏移植、肝脏移植和骨髓移植等技术也相继兴起，肺、胰、胰岛甲状腺和小肠等脏器的移植也正在研究之中。特别是在脑移植方面也取得了惊人的成就，比如通过给帕金森病患者移植胎儿脑细胞，使病人的病情明显好转。

在器官移植过程中，遇到的最困难的问题就是移植来的器官会被自身的免疫系统当作"外来者"，从而引发排斥反应，导致手术失败，甚至造成病人死亡。

215

人体奥秘一点通

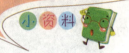

人体器官移植发展小·史

1954 年世界上首次施行同卵双生姐妹间的肾移植成功。70 年器官移植技术发展速度加快，其中肾移植始终占据首位。到目前为止，全球肾移植即达 35 万余例，心脏移植 3 万余例，肝脏移植 4 万余例。心脏移植一年以上存活率在 70% 以上，肝脏移植则达 99%。最长存活者为 31 年。

小 资 料

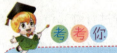

考 考 你

1.（　　）是把一个已经失去功能的人体器官，用手术的方法切除，换上一个好的器官来代替它。

　　A 器官移植　　B 心脏移植　　C 肾脏移植

2.最早进行器官移植的脏器是（　　）。

　　A 心脏　　B 肾脏　　C 肝脏

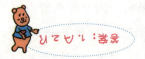

答：1.A 2.B